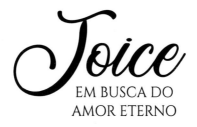

Joice
EM BUSCA DO AMOR ETERNO

Editora Appris Ltda.
1.ª Edição - Copyright© 2024 do autor
Direitos de Edição Reservados à Editora Appris Ltda.

Nenhuma parte desta obra poderá ser utilizada indevidamente, sem estar de acordo com a Lei nº 9.610/98. Se incorreções forem encontradas, serão de exclusiva responsabilidade de seus organizadores. Foi realizado o Depósito Legal na Fundação Biblioteca Nacional, de acordo com as Leis nᵒˢ 10.994, de 14/12/2004, e 12.192, de 14/01/2010.

Catalogação na Fonte
Elaborado por: Josefina A. S. Guedes
Bibliotecária CRB 9/870

C141j 2024	Calabaide Sobrinho, Miguel Joice: em busca do amor eterno / Miguel Calabaide Sobrinho. – 1. ed. – Curitiba: Appris, 2024. 279 p. ; 21 cm. ISBN 978-65-250-5940-2 1. Ficção brasileira. 2. Paixão. 3. Sexo. 4. Gravidez. I. Título. CDD – B869.3

Appris
editora

Editora e Livraria Appris Ltda.
Av. Manoel Ribas, 2265 – Mercês
Curitiba/PR – CEP: 80810-002
Tel. (41) 3156 - 4731
www.editoraappris.com.br

Printed in Brazil
Impresso no Brasil

MIGUEL CALABAIDE SOBRINHO

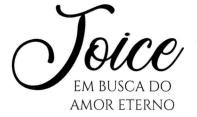
EM BUSCA DO
AMOR ETERNO

Appris
editora

FICHA TÉCNICA

EDITORIAL — Augusto Coelho
Sara C. de Andrade Coelho

COMITÊ EDITORIAL — Ana El Achkar (UNIVERSO/RJ)
Andréa Barbosa Gouveia (UFPR)
Conrado Moreira Mendes (PUC-MG)
Eliete Correia dos Santos (UEPB)
Fabiano Santos (UERJ/IESP)
Francinete Fernandes de Sousa (UEPB)
Francisco Carlos Duarte (PUCPR)
Francisco de Assis (Fiam-Faam, SP, Brasil)
Jacques de Lima Ferreira (UP)
Juliana Reichert Assunção Tonelli (UEL)
Maria Aparecida Barbosa (USP)
Maria Helena Zamora (PUC-Rio)
Maria Margarida de Andrade (Umack)
Marilda Aparecida Behrens (PUCPR)
Marli Caetano
Roque Ismael da Costa Güllich (UFFS)
Toni Reis (UFPR)
Valdomiro de Oliveira (UFPR)
Valério Brusamolin (IFPR)

SUPERVISOR DA PRODUÇÃO — Renata Cristina Lopes Miccelli

PRODUÇÃO EDITORIAL — Daniela Nazario

REVISÃO — Marcela Vidal Machado

DIAGRAMAÇÃO — Renata Cristina Lopes Miccelli

CAPA — Carlos Pereira

REVISÃO DE PROVA — Jibril Keddeh

Dedico este romance a todas as mulheres que, com sua sabedoria, me ensinaram o que é o verdadeiro amor e me tornaram um ser humano melhor e aos professores que me incentivaram o gosto pela leitura, em especial, à querida Ermelinda Michels Reusing!

Para todas as pessoas a quem a paixão enamora e o amor apaixona!

AGRADECIMENTOS

À minha saudosa mãe, Emilia Calabaide, que sempre me incentivou a correr atrás dos meus objetivos!

À Maria de Lourdes Calabaide (*in memoriam*), que com seu diário me despertou para a realização de um sonho de criança, que era escrever meus próprios livros!

À minha atual companheira, Sandra Mara Gomes Correia, que acompanhou cada passo deste romance, dando dicas, fazendo correções e me inspirando.

A todos os autores dos livros que já li. Sempre que me perguntam se preciso de inspiração para escrever, eu respondo: não necessariamente, escrever é o resultado de um sonho, muita leitura, pesquisa e transpiração!

PREFÁCIO

Foi-me conferida a honra de prefaciar o livro *Joice: em busca do amor eterno*, do escritor Miguel Calabaide Sobrinho, que por sua incansável e constante dedicação apresenta-nos mais um fruto ao conjunto da obra. Romance cativante, que nos transporta para dentro do enredo, como se estivéssemos vivenciando cada momento do casal Joice e Andrés.

A obra, que se destaca pela sua preciosidade, muito bem estruturada e com uma cronologia fácil de acompanhar, nos presenteia com uma linguagem extremamente sensual, poética e uma atmosfera emocionalmente rica para expressar o sentimento dos personagens. A trama se desenrola com reviravoltas de tirar o fôlego e momentos de grande intensidade emocional.

A maturidade do autor nos leva a compreender uma escrita de percepções diferenciadas e inspiradoras. A mensagem central da obra gira em torno do poder extraordinário do amor, da sexualidade à flor da pele e da busca constante pela felicidade. Envolvente do primeiro ao último capítulo, capaz de tocar-nos profundamente e despertar nossa libido.

Cada parágrafo detalha momentos particulares de um casal que fugiu do convencional, para revelar algo que amplia o nosso imaginário, e tem a arte de nos contagiar e nos convidar a ir além das linhas escritas. É possível sentir a emoção vivida pelo autor, que aborda os temas: sexualidade na meia-idade, Lei Maria da Penha, efeitos nefastos da pandemia na vida das pessoas, gravidez tardia e seus riscos, pontos turísticos paradisíacos, pratos típicos do Centro-Oeste ao Sul do Brasil e tantos mais que emergem da vida.

As emoções se modificam durante a leitura e, ao nos aprofundarmos nas palavras do autor, entendemos que é mais do que uma história de superação. É prova de que milagres existem e de que o poder da criação literária produz momentos que se eternizam e merecem destaque. Assim, os amigos leitores estão prestes a vivenciar grandes descobertas trazidas à tona por este trabalho literário, em que o autor inspira-nos a nunca desistir dos nossos sonhos.

Convidamos todos a mergulhar em mais esta bela obra literária!

Silvana Beeck Stival
Escritora e membro da Academia de Letras do Brasil

APRESENTAÇÃO

Quando terminei de escrever os meus livros anteriores, que falam de vida real, no mais puro sentimento da minha mente e coração, tive uma vontade muito grande de me testar como escritor também de ficção.

Nos três anteriores, coloquei o que vinha se passando no meu íntimo, portanto foi bem mais simples, era só buscar no meu arquivo acumulado em 67 anos de experiências boas e outras muito dolorosas.

Nesta obra, precisei de muita leitura, pesquisas no Dr. Google – como me disse uma vez um médico ao me consultar e eu dar um palpite do que vinha sentindo –, muita imaginação e noites de insônia, ou mais precisamente sonhos na madrugada, acordando com dicas preciosas, vindo não sei de onde nem de quem. Levantava, anotava imediatamente em um caderno e no dia seguinte desenvolvia um novo capítulo baseado naquelas mensagens recebidas do além, ou do meu subconsciente.

Como toda obra de ficção leva muito da vivência do autor e fatos acumulados nas experiências pessoais, ou não terá vida, esta estória também diz muito sobre o autor.

Comecem a navegar na leitura, abrindo a mente e se imaginando nas cenas picantes e emocionantes de cada capítulo.

Boa leitura!

O autor

SUMÁRIO

INTRODUÇÃO 19

CAPÍTULO I
ENCONTRO DE ALMAS 23

CAPÍTULO II
NASCE UMA PAIXÃO 29

CAPÍTULO III
PRIMEIRO ENCONTRO A SÓS 31

CAPÍTULO IV
O FLAGRANTE NO APARTAMENTO 73

CAPÍTULO V
UMA PAUSA DOLOROSA 83

CAPÍTULO VI
UM SACRIFÍCIO NECESSÁRIO 86

CAPÍTULO VII
A SAUDADE DÓI DEMAIS 90

CAPÍTULO VIII
REENCONTRO TÃO ESPERADO 94

CAPÍTULO IX
UMA NOITE INESQUECÍVEL 98

CAPÍTULO X
PRIMEIRO ENCONTRO COM O EX 105

CAPÍTULO XI
UM DIA ESPECIAL NA SERRA DO CIPÓ 111

CAPÍTULO XII
LUIZ VOLTA A ATACAR 115

CAPÍTULO XIII
AVENTURAS NUMA PRAIA DESERTA 118

CAPÍTULO XIV
AMEAÇAS TERRÍVEIS POR PARTE DE LUIZ 121

CAPÍTULO XV
JOICE DENUNCIA LUIZ NA DELEGACIA DA MULHER 124

CAPÍTULO XVI
LUIZ RECEBE INTIMAÇÃO PARA DEPOR 131

CAPÍTULO XVII
O DEPOIMENTO DE LUIZ 134

CAPÍTULO XVIII
JOICE SURPREENDE ANDRÉS NO DIA DO SEU ANIVERSÁRIO –
UM PRESENTE INESPERADO 137

CAPÍTULO XIX
FLAGRANTE NA PISCINA 147

CAPÍTULO XX
EIS QUE SURGE A PANDEMIA DE CORONAVÍRUS 156

CAPÍTULO XXI
O CASAMENTO DOS SONHOS, MAS COM MÁSCARAS 161

CAPÍTULO XXII
FINALMENTE A LUA DE MEL TÃO ESPERADA 171

CAPÍTULO XXIII
AS AVENTURAS DO CASAL CONTINUAM RUMO AO PANTANAL.. 189

CAPÍTULO XXIV
RETORNO A MINAS GERAIS 198

CAPÍTULO XXV
JOICE VOLTA GRÁVIDA DA LUA DE MEL 207

CAPÍTULO XXVI
O CASAL EM ÊXTASE COM A GRAVIDEZ 211

CAPÍTULO XXVII
O QUE É A SBA – SÍNDROME DA BRIDA ADERIDA 217

CAPÍTULO XXVIII
MOMENTOS DE MUITA ANGÚSTIA DO CASAL 231

CAPÍTULO XXIX
A LUTA DO CASAL PARA SALVAR A GESTAÇÃO 235

CAPÍTULO XXX
A AGONIA DA ESPERA CONTINUA 238

CAPÍTULO XXXI
O RETORNO PARA A CLÍNICA É CADA VEZ MAIS DOLOROSO. 242

CAPÍTULO XXXII
A CUMPLICIDADE DO CASAL É CADA VEZ MAIOR 245

CAPÍTULO XXXIII
FINALMENTE CHEGOU O DIA DO PARTO 248

CAPÍTULO XXXIV
AS TRAPALHADAS DE UM PAI ANSIOSO 265

REFERÊNCIAS 273

CONHEÇA OUTROS TÍTULOS DO AUTOR 274

SONETO DE FIDELIDADE

Vinícius de Moraes

De tudo, ao meu amor serei atento
Antes, e com tal zelo, e sempre, e tanto
Que mesmo em face do maior encanto
Dele se encante mais meu pensamento.

Quero vivê-lo em cada vão momento
E em seu louvor hei de espalhar meu canto
E rir meu riso e derramar meu pranto
Ao seu pesar ou seu contentamento

E assim, quando mais tarde me procure
Quem sabe a morte, angústia de quem vive
Quem sabe a solidão, fim de quem ama

Eu possa me dizer do amor (que tive):
Que não seja imortal, posto que é chama
Mas que seja infinito enquanto dure.

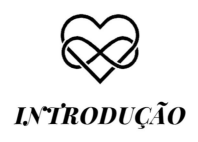

INTRODUÇÃO

Joice Flores tem 38 anos e vive em uma cidade do interior de Minas Gerais, próximo a Belo Horizonte, chamada Sete Lagoas. Não tem filhos e nunca foi casada legalmente, embora viva um caso mal resolvido há bastante tempo.

Nasceu na capital, mas quando era bem menina ainda, seus pais se mudaram para o interior, levando aquela garota muito levada e inteligente mais os dois irmãos dela, para se criarem junto à natureza e ter a companhia dos primos que lá já residiam.

A pequena era da pá virada, aprontando molecagens todo santo dia, subindo em muros para apanhar frutas no quintal dos vizinhos, ralando os joelhos nas peladas de rua, nas descidas de ladeiras em um carrinho de rolimã com a molecada da vizinhança.

Seu pai, Tonho Flores, era dono de umas terrinhas onde plantava café. Também gostava muito de pescar piavas em um riacho próximo da casa, e quando ela não estava na escola ia sempre com ele.

Sentava-se ao seu lado na barranca do rio e passava o tempo tagarelando tal qual uma matraca, lendo histórias para ele. Ela sempre exigia que ele parasse na biblioteca municipal antes da pescaria e apanhava um livro para passar o tempo. Gostava muito de ler desde que aprendeu as primeiras letras, tinha uma criatividade impressionante para elaborar anúncios e também desenhava muito bem.

Sua mãe, Ondina Flores, era dona de casa, ajudava o marido no cultivo do café e cuidava com muito zelo dos três filhos.

Joice teve uma infância maravilhosa e sempre foi muito aplicada nos estudos, formou-se no ensino básico com notas exemplares.

Cursou a Universidade em Sete Lagoas, formando-se em Publicidade e Propaganda. Mais tarde fez uma pós-graduação na área de Marketing.

Foi contratada por uma grande empresa da área de Publicidade e Propaganda e se especializou na formatação de comerciais para TV e rádio.

Graças à sua dedicação e amor ao trabalho, foi galgando cargos cada vez mais altos e atualmente é gerente de Marketing.

Vive um romance bem desgastado e morno desde a adolescência com Luiz, um vizinho da família.

Dedica quase todo o seu tempo disponível ao trabalho, mas no lado sentimental sente que está faltando muita coisa. Quando volta para casa vem um vazio que lhe machuca a alma, pois o homem com que se relaciona só aparece aos finais de semana, mesmo assim nem sempre.

Luiz não queria ter filhos e nunca quis assumir o relacionamento da maneira tradicional como ela sempre sonhou: um casamento na igreja e no cartório, com um belo vestido de noiva, padrinhos e festa, reunindo familiares e amigos.

Joice continua sonhando com uma paixão tórrida, com um homem ao seu lado nos bons e maus momentos, alguém com quem possa dormir todas as noites, acordar de manhã e ter companhia para tomar café, dividir os sonhos e projetos de uma vida futura, filhos correndo pela casa, jogando bola com o pai. Mas percebe que seus desejos mais íntimos não vêm sendo correspondidos.

Isso a deixa muito frustrada como mulher, apesar do sucesso profissional, sempre sonhou em ser mãe.

Tudo vai indo bem, porém sem muitas emoções. Até que conhece Andrés Litwin, um coroa muito charmoso e educado, com seus 50 anos bem vividos, viúvo e com duas filhas já casadas. Ele possui uma loja de material esportivo na capital, Belo Horizonte.

Andrés nasceu em Barbacena e logo que completou o primeiro grau foi estudar na capital.

É filho único e trabalhou desde muito cedo no comércio do pai. Como tinha tino para os negócios, cursou e graduou-se em Administração de Empresas, abrindo posteriormente a sua primeira loja.

Há quatro anos perdeu sua esposa em um acidente de automóvel, desde então nunca mais saiu para se divertir. Não tinha muita motivação para iniciar um novo relacionamento, até que conheceu Joice.

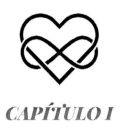

CAPÍTULO I

ENCONTRO DE ALMAS

Como o marketing do negócio de Andrés foi entregue à mesma empresa onde Joice trabalha, muitas vezes tem que se deslocar até Sete Lagoas para acertarem detalhes dos comerciais, coincidindo em muitas ocasiões com uma festa oferecida aos anunciantes.

Desde que viu Joice pela primeira vez, sente uma atração física inexplicável, como se já a conhecesse por séculos, uma vontade imensa de chegar até ela, mas sua timidez, aliada à falta de treino na arte da conquista, pelo fato de estar sozinho há bastante tempo, sempre fala mais alto e vai deixando o tempo passar, até porque sabe que ela é de alguma forma comprometida. Nunca lhe tenha ficado claro o tipo de relacionamento que ela vive, já que sempre aparece sozinha nos eventos públicos, mas na dúvida ele prefere não avançar o sinal.

Joice da mesma forma nutre um desejo íntimo intenso, desde o dia em que apertou a mão dele pela primeira vez e sentiu uma eletricidade percorrer todo o seu corpo. Mas faz tudo o que pode para resistir à tentação de cair nos braços daquele homem, que a consome dia e noite.

Como fazer se nenhum dos dois dá o primeiro passo?

Eis que surge a oportunidade: Andrés foi convidado para uma festa promovida pela empresa de marketing.

Nem havia percebido que ao entrar no restaurante alguém já estava de olho nele, como se o destino já estivesse tramando algo de bom para aqueles dois.

Lá pelas tantas ele olhou para a esquerda, viu que ela o encarava e pensou: *"Hoje vou me arriscar a convidar Joice para dançar. O não eu já tenho, então tudo é lucro!"*.

Chegando lá, ela já vinha ao seu encontro como quem diz: *"Esse é meu, vi primeiro, ninguém tasca, de hoje não passa!"*;

Foram para o meio do salão e começaram a dançar uma música lenta, daquelas que o casal fica bem juntinho, mas Andrés não entabulava uma conversa.

Ficou na dele torcendo para que aquela música não terminasse nunca. Ela, como estava a fim dele desde a primeira vez que o viu, iniciou alguma coisa mais ousada, começou a apertá-lo, trazendo-o para mais perto do seu corpo, depois foi colocando as coxas no meio das dele e Andrés pensou: "É a senha que um tímido precisa para seguir em frente, acho que ela também está sentindo algo a mais por mim".

Quando aquela música terminou, Joice ficou parada na frente dele, como que dizendo *eu quero é mais*.

Só depois de todas essas insinuações por parte dela é que ele criou coragem e iniciou um diálogo mais pessoal. Joice correspondeu na mesma sintonia. Era como se já se conhecessem há milhares de anos, tamanha a afinidade.

Aí a conversa rolou o resto da noite, dançaram muito. Ela cada vez mais ousada, os dois muito suados, com os corpos entrelaçados, com uma vontade imensa de se beijarem. Mas o restaurante estava repleto de colegas de trabalho e empresários conhecidos dos dois, além de ela ainda ser de alguma forma comprometida e não querer se expor.

Não voltaram mais para a mesa até que a festa terminou.

Na saída, ele levou Joice até o apartamento onde ela morava e voltou para o hotel da cidade, onde estava hospedado.

Deu química, e das boas, rolaram alguns beijinhos tímidos na despedida, mas muito excitantes para um primeiro encontro, ficando em ambos aquele sentimento que os adolescentes experimentam quando encontram o primeiro amor.

Os dois já eram maduros, porém não muito experientes na arte da sedução.

Levando-se em conta que ele estava há muito tempo sem praticar, devido aos quatro anos em que esteve só e não havia procurado ninguém, tinha perdido quase que totalmente a malícia do flerte. Ela manteve-se fiel ao companheiro, cujo relacionamento existia desde que era uma adolescente, já que Luiz fora o seu primeiro e único namorado.

Nesse período até houve algumas mulheres bem interessadas em Andrés, principalmente pelas redes sociais, até com alguma insistência. Mas como ele ainda estava no período de adaptação, foi descartando uma a uma, esperando o momento certo e a mulher certa para um novo relacionamento.

Saiu dali com a sensação de que havia encontrado o que procurava.

Assim que chegou em casa, Andrés estava tão apaixonado e inspirado que imediatamente mandou esta poesia para Joice.

Encontro de almas

Olhares se cruzam,
Corpos se grudam,
Emoções se misturam,
Numa pista a bailar.

Dois amigos sinceros,
E o destino a tramar,
Um amor verdadeiro,
Essa amizade vai virar.

A emoção toma conta,
Os corações batem forte,
Dois corpos se encaixam,
Num golpe de sorte.

Um prazer infinito,
Um amor verdadeiro,
Uma saudade que dói.
Com certo exagero.

O tempo se passa,
O amor só aumenta.
É tanta paixão,
Coração não aguenta.

O futuro é incerto.
Como tudo será,
Mas um amor como esse,
Nem o tempo apagará.

Joice, por sua vez, sentia-se completamente apaixonada e amedrontada com a situação.

Tudo era novo para ela, nunca havia sentido algo tão forte e maravilhoso ao mesmo tempo. Mas havia uma pendência que precisava ser resolvida e ela não sabia como aquilo poderia terminar.

CAPÍTULO II

NASCE UMA PAIXÃO

Passaram-se alguns dias completamente absorvidos pelo trabalho, mas aquele primeiro contato mais íntimo não saía da cabeça dos dois.

Logo em seguida surgiu outra oportunidade de se encontrarem novamente.

Dessa vez ele promoveu uma comemoração de aniversário da loja aos seus colaboradores e convidou o pessoal da empresa de marketing, com a única intenção de encontrar Joice outra vez. Ela não deixou barato e, quando foram dançar, malandramente foi colocando a coxa entre as pernas dele, agarrando-o firme para demonstrar que o desejo estava à flor da pele.

Aquilo estava levando o coroa à loucura, mas ele respeitava a posição dela. Ia admirando e gostando cada vez mais daquele ser humano fantástico que era Joice:

meiga, atenciosa e autoconfiante, sem contar o fato de ser uma linda mulher.

Ela, porém, estava em um dilema tremendo, ainda tinha um relacionamento pendente com Luiz. Precisava resolver de uma vez por todas antes de iniciar uma nova etapa na sua vida.

Só se entregaria novamente ao homem escolhido para viver ao seu lado até o fim dos seus dias, após resolver seu caso com Luiz, mas para isso queria primeiro ter certeza das intenções de Andrés.

Continuaram mantendo contatos ocasionais via telefone por um período, mas ela não criava coragem para dar um fim ao relacionamento que mantinha há muitos anos. Ia postergando e se sentindo cada vez mais angustiada com a situação.

CAPÍTULO III

PRIMEIRO ENCONTRO A SÓS

Em uma tarde, após a reunião da empresa com os anunciantes, Joice convidou Andrés para conhecer o apartamento dela. Confessou que estava muito carente e precisava de companhia, mas na verdade queria conhecê-lo melhor e saber quais eram as suas reais intenções.

Como em um livro, pensou ela: todo um capítulo novo da sua vida se abria. E ela iria escrevê-lo.

Joice saiu mais cedo do trabalho e voltou para o apartamento. Entrou no chuveiro, deixou a água morna escoar relaxante, saiu e enxugou-se bem devagar. Passou creme na pele, sonhadora e confiante. Usou a escova e só parou quando os cabelos estavam brilhantes.

Só quando se vestia de novo e descobriu-se a cantarolar é que compreendeu plenamente que naquela noite não iria jantar sozinha e Luiz poderia chegar sem avisar, já que tinha as chaves do apartamento.

Chocada, ela ficou olhando para o seu reflexo no espelho. A mulher ali, vestida para matar, sustentou o seu olhar. Estivera se preparando para um homem desconhecido, refletiu Joice. O banho, as loções... uma preparação para Andrés. Nunca havia feito uma loucura dessas com outro homem, porém precisava sentir o coração batendo forte outra vez. Aquela adrenalina estava lhe fazendo sentir-se muito viva e desejada.

Mas agora, pensando melhor, não tinha certeza se seria capaz de enfrentar, afinal só tivera um homem na vida.

Andrés a queria, ela tinha certeza, mas não a conhecia. Não sabia o que ela queria, do que gostava, do que precisava. A própria Joice não tinha certeza, tudo era novidade, e isso a impacientava, mas ao mesmo tempo tinha um sabor de aventura. Também não sabia mais como se oferecer para um homem. Não na vida real. Em sonhos talvez, já que neles tudo era lento e vago. Mas não imaginava como poderia ser na realidade, em que haveria movimentos e consequências.

Já se oferecera a outro homem uma vez. E não fora suficiente. Fazer tudo de novo e fracassar iria destruí-la.

"Covarde!", pensou ela, fechando os olhos. Iria permanecer sozinha e abstinente pelo resto da vida só porque não deu certo da primeira vez? Quem sabe agora como amante?

Se Andrés a desejava, ela queria ser possuída naquela noite. Queria que ele não lhe permitisse nenhuma chance de recusar.

Ele estacionou em frente ao condomínio onde ela morava. Tinha acabado de tirar a gravata, caso ainda estivesse com ela, trataria de afrouxar naquele instante de nervosismo. Era algo que o espantava e repelia. Por mais que quisesse negar, sentia-se como um adolescente cheio de espinhas ao sair com uma garota pela primeira vez.

Ignorando o céu repleto de estrelas, o brilho do luar prateado e a fragrância das flores do jardim do hall de entrada, ele foi até a portaria do prédio como um homem afortunado, mas com a cabeça fervilhando de dúvidas sobre se estava correto visitar o apartamento de uma mulher que ainda mantinha um relacionamento e que ele nunca soube ao certo como era. Identificou-se na guarita e percebeu que ela já o tinha anunciado, o que facilitou um pouco as coisas, mesmo assim entrou bastante constrangido.

Joice abriu a porta à primeira batida, mais tarde Andrés dissera a si mesmo que agira como um tolo, mas a verdade é que seu coração parou. Estava trêmulo, as mãos suando. Sorriu de forma automática antes de reconhecer por completo a mulher parada diante dele na porta. Por um momento, só conseguiu olhá-la, certo de que jamais vira algo tão belo. Joice usava um vestido vinho bem justo, sem mangas e decotado, que se colava às suas curvas elegantes. A corrente que sempre usava em torno do pescoço havia sumido; ela usava grandes brincos de argola e delicados sapatos de salto alto. Mas foi o rosto dela que o hipnotizou. Havia passado rímel, realçando os cílios espessos, e a maquiagem habilmente aplicada dava à pele um tom luminoso. Sentiu vestígios de perfume bem sutis, algo que sugeria flores silvestres. Na mão, segurava uma taça de vinho vazia, tamanho era o seu nervosismo.

Seu olhar deve ter lhe causado hesitação, porque franziu ligeiramente a testa.

— Exagerei?

A voz dela foi o suficiente para tirar Andrés daquele estupor.

— Não – respondeu ele. – Você está... deslumbrante.

— Obrigada. – Ela sorriu, parecendo quase tímida. – Sei que não é verdade, mas fico lisonjeada.

— Estou falando sério – afirmou ele. E de repente soube que era aquilo que ele queria.

Queria Joice, não só por uma única noite, uma visita como amigo, mas por uma vida inteira de dias e noites como aquela que estava apenas iniciando. Aquela sensação era inegável.

"Estou apaixonado por ela", ecoou com clareza uma voz dentro da sua cabeça.

Ela parecia perfeita e adorável, era como se tivesse saído de um quadro.

— Me desculpe se te deixei esperando na portaria, mas são as regras do condomínio.

A voz dela soou firme, sem deixar transparecer o pânico que a dominava pela maneira como ele a olhava.

— Acabei de chegar – respondeu ele, com a mesma firmeza. E foi nesse momento que ele lembrou.

— Eu não deveria trazer ao menos um pequeno buquê de rosas ou algo parecido?

Joice sorriu.

— Somos apenas bons amigos, não tem por que me dar flores.

— Ainda bem.

Estava uma noite fresca e agradável. Joice resolveu fazer um peixe assado, acompanhado de legumes gratinados para o jantar, desde que ele ajudasse descascando e cortando os ingredientes, enquanto ela se encarregava de montar o prato. Isso daria um clima de cumplicidade, planejou ela.

Enquanto trabalhavam ela perguntou:

— Conte-me o que procura em termos de uma nova experiência amorosa. Posso ajudá-lo a encontrar. Conheço algumas amigas solteiras e bem-posicionadas, acho que fariam o seu perfil.

Ele se fechou e não respondeu, mudando imediatamente a fisionomia. Ela não entendeu de onde veio aquela tensão repentina. No instante anterior estavam fazendo brincadeiras, ele de bem com a vida, e no momento seguinte Andrés estava extremamente sério e pensativo.

"Águas paradas são sempre mais profundas e perigosas", Joice pensou.

Haveria bem mais detalhes a observar em Andrés do que a sua bela aparência. Ela decidiu deixar para lá. Se ele resolvesse lhe contar o que se passava em sua mente, tudo bem; caso contrário, ela não iria insistir e atormentá-lo ainda mais por pouca coisa, o clima até então estava maravilhoso.

Como a noite estava agradável, resolveram jantar na sacada do apartamento e tomar um belo vinho branco na temperatura ideal. A conversa foi superficial e tensa, mas sem interferir no apetite de Andrés. Comia como alguém que tinha passado o dia todo com fome, com muito gosto, não sobrou nada do peixe que haviam preparado a quatro mãos.

Joice tentando quebrar o clima comentou:

— Se eu comesse como você, teria que mandar alargar as portas do apartamento.

Ele continuava pensativo, recostou-se na cadeira e fechou os olhos com o pensamento bem distante. Em seguida, insistiu em arrumar a cozinha, queria mostrar a ela que era um homem moderno.

Como ela não tinha lavadora de louça, ele teve que enfiar as mãos no detergente e na esponja, enquanto ela guardava os temperos e as sobras dos legumes que haviam utilizado.

Joice pegou um pano de pratos e começou a enxugar e guardar a louça e os talheres que haviam sido usados para a preparação e degustação daquele belo e saboroso jantar.

— Como ainda não se casou? – ele perguntou. – Qual é a sua verdadeira situação amorosa? Uma mulher maravilhosa, grande profissional e uma companhia tão agradável, porém não sei onde estou pisando.

— Acho que até então não encontrei a pessoa ideal, aquele que queira compartilhar o lado bom e o ruim de um casamento.

"Ótimo", pensou Andrés, não queria que outro homem atrapalhasse o seu caminho. Achou-se um grande egoísta, mas queria aquela mulher para ele.

— No que está pensando? – Joice perguntou. – Está com uma cara de ferocidade...

— Estou pensando em quanto sou egoísta, ora essa! Estou imaginando quantos homens nessa cidade estão correndo atrás de você. Basta um olhar seu que qualquer um logo se apaixona.

— Grande porcaria! Que modo mais romântico de elogiar uma mulher.

— Eu moro na cidade grande e lá os homens são ensinados a dizer o que pensam quando se sentem atraídos por uma garota. Há algum homem por aqui que lhe interessa?

— Por que quer saber?

— Pura curiosidade.

Mas no fundo torcia para que a resposta fosse negativa.

— Até tem alguns bastante interessados... – ela comentou, percebendo que isso mexeria com os brios de Andrés. – Mas nenhum deles me atrai, também tem o fato de eu ainda estar comprometida com alguém, acho que entende o que quero dizer.

— Claro que sim, não tem a química que existe entre nós, não é?

— Como é que é?

— Você ouviu muito bem – ele disse, entregando mais um prato para ela enxugar.

— Sinto que você está querendo saltar nos meus braços desde o momento em que entrei nesse apartamento.

"*Putz*, não estou conseguindo disfarçar e ele acertou na mosca", ela pensou. Mas não estava disposta a admitir de jeito nenhum.

— Eu querendo saltar nos seus braços? Você é muito convencido mesmo. Acho que está redondamente enganado.

— Só estou dizendo o que sinto e vejo no seu semblante, parece um vulcão prestes a entrar em erupção. O seu corpo fala, já percebeu?

— De onde tirou essa ideia maluca?

— Dos seus olhos, estão dilatados e brilhantes.

— Viu nada, deve ser o resultado do vinho que tomamos. Não pode ter visto coisa nenhuma!

— Ah, não?

— Claro que não! – ela sorriu.

— Passou o tempo todo muito ocupado olhando para o meu colo. Aliás, há tempos que venho percebendo que não tira os olhos do meu decote, muito mais que para os meus olhos, não seja mentiroso.

Andrés não se deixou abater.

— Realmente você tem um colo maravilhoso e usa isso para enlouquecer os homens. Posso até admitir que também admiro e sonho com os seus seios desde o primeiro dia em que te vi, mas isso não deixa de ser um sinal de saúde e vitalidade.

— Vai querer me dar uma aula sobre a ação dos hormônios no corpo de uma mulher?

— Isso vai depender de quanto tempo terei que ficar esperando você acabar de secar essa tigela.

— Você é que está desligado e babando igual a um bebê de seis meses.

— O que está querendo dizer com isso?

— Que está devorando os meus seios com os olhos e demorando demais para terminar esse serviço.

— Sempre tenho muito cuidado no que faço, não quero derrubar e lhe dar um prejuízo, vou devagar e observo todos os detalhes a minha volta.

Não foi o que ele disse, mas a maneira como disse, olhando nos seus olhos e com a voz mais sensual possível, que acelerou a pulsação dela.

"Será que ele ia devagar e cuidava de todos os detalhes na cama também? Hum, isso seria maravilhoso", seus pensamentos foram longe.

— Você já foi casado uma vez, certo? – ela perguntou de repente.

— Fui, mas não gostaria de falar desse assunto.

— Sua esposa faleceu.

— Isso mesmo.

Ela alongou-se para guardar mais um prato.

— Como ela morreu?

Andrés teve a mesma reação de quando estavam iniciando os preparativos para o jantar, ficou introspectivo e distante. Ele lhe entregou mais um prato, antes de perguntar:

— Por que quer saber esses detalhes?

— Fiquei curiosa e gostaria de conhecer os motivos que o deixam tão perturbado quando toco nesse assunto, mas se acha que estou sendo invasiva, não faço mais nenhuma pergunta.

— Não, tudo bem. Ela morreu em um acidente de carro quando ia me apanhar no trabalho. Uma carreta desgovernada invadiu a contramão e esmagou o veículo em que ela estava. O motorista estava sob efeito de cocaína, portanto não devemos considerar como um simples acidente.

— Poxa, sinto muito. Quando foi o acidente?

— Não foi acidente, já te falei, foi assassinato na minha opinião. Mas o pior de tudo é que o causador dessa tragédia pagou fiança e está solto, colocando a vida de outros inocentes em risco.

A voz dele mostrava muita emoção e rancor com as leis brandas do Código Penal para esses casos.

— É a primeira vez em quatro anos que consigo dizer isso a alguém e em voz alta. Isso tem me maltratado muito, mas sinto em você a pessoa certa para esse desabafo. Por algum motivo inexplicável me sinto seguro do que estou fazendo. Sofri muito com isso, não perdi apenas a companheira de uma vida. As minhas filhas também se afastaram um pouco e levaram os meus netos com elas, alegando que voltar à casa onde foram criadas e não encontrar a mãe lhes acarreta muita tristeza. Esse maldito acidente despedaçou uma família inteira, por pura irresponsabilidade de um motorista viciado em drogas, ou que precisa delas para se manter acordado e cumprir os horários designados pela transportadora.

Pelo tom de voz dele, Joice sabia que ele estava louco para mudar de assunto e que aquelas perguntas tinham quebrado o clima romântico e de sedução entre eles.

Joice teve que ter muito controle emocional para não mostrar uma reação forte e esconder que também estava chocada com o que ele acabara de lhe contar. Ela sabia que Andrés era uma pessoa orgulhosa e que se mostrasse pena dele ou compaixão ele se fecharia com ela sobre esse assunto, e ela não queria que isso acontecesse, não naquela noite.

— Acho que é bom que você finalmente consiga falar sobre o que aconteceu. Agora talvez consiga libertar-se dessa mágoa.

— Não venha dar uma de psiquiatra para cima de mim, Joice – ele disse, entregando-lhe o último talher e passando o pano para limpar a pia.

— Olha, já estou acabando. Tem mais perguntas ou podemos falar de outros assuntos? – indagou Andrés um pouco exasperado.

Ela bem que tinha vontade de perguntar se ele amava a esposa, como foram os anos em que permaneceram casados, se ele havia sofrido muito com a passagem dela, mas não se atreveu. Já havia ido até o limite de onde ele poderia suportar. Poderia perguntar o motivo de as filhas terem se afastado também, mas como ele já havia mencionado alguma coisa, preferiu ficar quieta.

— Podemos falar de outra coisa? Afinal, o jantar foi uma delícia e já acabou.

Como ele já estava instalado no quarto de visitas, pediu licença e deixou a cozinha, indo apanhar o notebook. Ela o acompanhou até a porta e perguntou o que estava fazendo.

— Preciso verificar meu correio eletrônico – ele disse. – Tenho muitos negócios em andamento e não quero deixar clientes ou fornecedores sem respostas. Depois poderemos conversar mais.

Joice voltou para a cozinha e limpou o balcão. Organizou tudo para o café da manhã do dia seguinte, apagou a luz e, parando na porta do quarto de hóspedes, disse:

— Vou tomar um banho. Preciso tirar esse cheiro de peixe do cabelo e estou bem suada.

Ele estava debruçado sobre a cama, abrindo os e-mails. Já havia desfeito as malas e as roupas estavam impecavelmente dobradas e bem passadas sobre a cômoda. Ela reparou e comentou:

— Para um homem solteiro você é bastante organizado.

— Pois é, Joice, tive que aprender a cuidar das minhas coisas pessoalmente. Antes nem a mala eu fazia, na hora de viajar já estava tudo prontinho. Minha esposa cuidava desses detalhes com muito carinho, e sabia exatamente o que eu precisava levar.

O quarto em si estava uma bagunça, já que ela nunca recebia hóspedes, sua família e amigos moravam todos na mesma cidade.

Havia caixas empilhadas perto da janela que dava para a rua. Ela não tinha se preocupado em passar o aspirador ali nos últimos dias e estava com teias de aranha em todos os cantos. Joice ficou bastante envergonhada, mas já era tarde para remediar.

— Tenho usado esse quarto para depósito – ela disse. – Essa cama velha vai lhe provocar dor nas costelas amanhã.

— Você acha, Joice?

— Sim. Além do mais, você é mais comprido que a cama. Vai ter que dormir encolhido.

— Não se preocupe, durmo em qualquer lugar, fui militar e aprendi a me adaptar as condições do terreno – brincou ele.

— Mesmo assim, estou me sentindo culpada em tratar tão mal um hóspede especial como você. Na hora em que te convidei, nem pensei nesses detalhes, só queria te conhecer um pouco mais na intimidade. Acho que é melhor você usar a minha cama, que é maior, eu durmo no sofá.

— Ah, é?

Ele aprumou-se e lançou aquele olhar maroto que fazia o corpo dela virar uma gelatina.

Ela imediatamente percebeu a malícia dele. Já havia visto muitos filmes e convivido com muitos homens em busca de caça para reconhecer um. Andrés tinha aquele olhar mais sensual que o de Brad Pitt, e só Deus sabia o quanto ela sonhava com Brad.

— Pode parar – ela disse rindo. – Pode parar com essa história imediatamente.

Ele ergueu uma sobrancelha e ela pensou *"Jesus Cristo, agora me derreteu".*

— Parar com o quê? – ele perguntou com um ar de criança inocente.

O que ela poderia responder naquele momento? *"Pare de olhar para mim como se eu estivesse lhe pedindo para tirar a minha roupa e fazer sexo ardente comigo"?*

— Nada – ela respondeu. – E então, você quer?

— Dormir na sua cama? Que convite inesperado.

— Como é?

— Quer compartilhar a sua cama comigo?

Uau, e como ela queria, seu corpo queria, sua cabeça queria. Há quanto tempo não dormia com um homem. Seu namorado já não lhe visitava há bastante tempo. Nem conseguia mais se lembrar da última vez.

Talvez porque tivesse acabado em desgaste e ela preferisse apagar da memória deliberadamente. Ela lembrou da frase que Andrés havia lhe dito: *"Devagar e relaxadamente"*. Uau.

Ela sentiu a garganta seca, mas sua boca salivava e o coração dava pulos.

— Não, não acho que seria uma boa ideia – o tom de voz dela traía os seus sentimentos mais íntimos.

— Não tenho nenhuma experiência com ligações amorosas – a voz dela agora era controlada, mas continuava a retorcer as mãos. – Tive somente um relacionamento durante muitos anos e fui fiel.

— Está separada há quanto tempo? Ou ainda não se separou definitivamente dele?

Como ela não respondeu, Andrés entendeu a situação. Houvera um único homem na vida dela, o que fazia com que o seu namorado fosse um idiota ainda maior, na opinião dele.

— E acha que isso faz com que eu me sinta menos atraído por você? Sabe qual é a minha reação a tudo isso, Joice? Deixa-me com vontade de pegá-la no colo e descobrir se ainda sou capaz de proporcionar prazer a uma mulher depois de tanto tempo sozinho.

Ele viu-a com o olhar perdido e teve a certeza de que havia especulação nos olhos dela.

— Meu bem, eu estaria disposta a fazer uma tentativa.

Ele largou tudo que estava fazendo. *"Danem-se os e-mails"*, pensou, e deu um passo em direção a ela.

— Por que não?

Se ela fosse alguns anos mais velha, diria que estava tendo um calorão de menopausa.

O corpo dela todo parecia estar em brasas e sua respiração estava ofegante. As endorfinas também estavam enlouquecidas. Sentia a cabeça leve. Se ele desse apenas mais um passo em sua direção, sabia que seu coração saltaria fora do peito. Não seria uma mudança engraçada? Os homens não seriam mais os únicos a precisar de um banho frio para acalmar os desejos sexuais? Ela já achava que teria que mergulhar de cabeça no freezer tamanho era o fogo que sentia queimar suas entranhas.

Ela culpava Andrés por seus pensamentos pecaminosos. Afinal, era ele quem lançava aquele olhar guloso e pidão.

Ele caminhou lentamente na direção dela, obviamente dando-lhe tempo para recuar ou aceitar. Não queria parecer cafajeste naquele ambiente onde era apenas um hóspede tão bem tratado, e um gesto seu fora do contexto colocaria tudo a perder.

Os pés dela pareciam ter criado raízes no chão, seu estômago mais parecia um jardim florido cheio de borboletas voando dentro.

— Só complicaria tudo – ela disse.

— Por quê?

— Porque a gente acabaria transando, e aí você vai embora amanhã e eu fico aqui sonhando acordada.

— Seria uma ótima transa – ele corrigiu. – Nossa transa seria muito gostosa, posso garantir!

Ele a fazia pensar no assunto, e a expressão de seus olhos dizia-lhe que ele também estava com a imaginação a mil. Ela assentiu com um movimento de cabeça, tentou engolir a saliva, mas sua garganta estava seca demais. Seu sangue bombeava forte e o sexo pulsava descontrolado. Seu pulso estava a 160 batimentos por minuto. Irregular ao extremo também.

"Ótimo", ela pensou. Um homem lindo faz uma aproximação e ela tem fibrilação ventricular. Se ele desse mais um passo em sua direção, achava que poderia cair morta. Não seria uma bela maneira de morrer? Seu atestado de óbito relataria uma parada cardíaca como *causa mortis*.

Ele, percebendo a agitação, parou a um passo dela.

Com leveza e doçura acariciou seu rosto afogueado com a ponta dos dedos, depois segurou o queixo dela, forçando-a a olhar para ele. Ela sentiu-se estranha e insegura, até ver o ar de riso nos olhos dele.

— No que está pensando? – ele perguntou como se não soubesse.

— Que você está me deixando louca, Andrés. É bom que entenda antes que isso vá adiante...

— Sim? – ele perguntou, descendo os dedos pelo pescoço dela.

— O que é?

— Você me disse que eu precisava entender alguma coisa – ele agora passava os dedos na nuca dela e ela estava completamente arrepiada.

— Precisa mesmo! – ela confirmou. – Não quero dizer.

Ela disse a si mesma: *"Respire, Joice, inspire profundamente, solte o ar bem devagar por quatro vezes até encontrar o seu cérebro!"*.

Ufa! Mais calma, ela conseguiu pronunciar:

— Certo, Andrés. Vou ser bem clara com você. Não sou mulher para apenas uma aventura. Preciso ter.... uma sólida ligação afetiva com um homem antes de ir para a cama com ele. Não acredito em sexo por diversão – ela disse, tentando forçar um sorriso para aliviar a tensão. – Sou uma espécie de dinossauro, mantenho-me muito arraigada ainda aos ensinamentos arcaicos. Minha família me criou nos preceitos da religião católica.

— Eu já lhe disse que adoro dinossauros?

"Ai, ai, ai!", ela pensou e suspirou. *"Ai, ai, ai, vai ser mais difícil do que eu imaginava. Estou deixando essa situação ir longe demais!"*. Os dedos dele continuavam brincando suavemente com os cabelos dela na base da nuca. *"Isso é covardia"*, ela pensou.

— O seu cabelo é tão macio e cheiroso, mesmo com um pouquinho de perfume de peixe – ele murmurou em seu ouvido. – E tem fogo na cor. Aliás, você tem fogo em todos os poros dessa pele macia.

Ela voltou a sentir a cabeça leve e as pernas bambas.

— Não, isso não pode acontecer – ela afirmou.

— Bem, vamos ver.

"Ai, ai, ai! Além de tudo ele é convencido". Precisava trabalhar esse defeito e era o que ela pretendia dizer-lhe quando a sua cabeça estivesse mais clara e o raciocínio lógico. Naquele momento, estava difícil até manter-se em pé.

Aquele homem a deixava extremamente excitada apenas ao tocá-la. Cada nervo do seu corpo reagia ao menor toque dele.

Quando percebeu que estava prontinha para arrancar a roupa, deu um passo atrás.

Cuidadosamente, afastou o braço dele. Suas pernas pareciam ter virado geleia quente, mas ela conseguiu dar meia-volta e ir para o seu próprio quarto. Quando estava fechando a porta, cometeu o erro de olhar para ele. Andrés estava encostado no batente da porta e sorria para ela com cara de cãozinho abandonado.

Joice não deixaria que ele soubesse o quanto o seu toque a perturbava. Esse homem da cidade grande estava precisando de uma boa lição. Ele não teria tudo o que queria naquela noite, não senhor!

"Olhe aqui, conquistador barato, se mexer comigo, terá que aguentar as consequências", ela disse para si mesma. *"Pode ir tomar um banho frio e se acalmar, assim como eu vou fazer".*

Como poderia ter dito aquilo? Tarde demais, ela percebeu que estava entregando o jogo e resolveu consertar.

— Vou tomar um banho frio porque estou com muito calor – ela explicou, dando-se conta que só estava piorando as coisas.

— Joice? – ele provocou.

— O que é?

— Nem comecei a mexer com você ainda.

Ela bateu a porta e encostou-se contra a parede.

"Ai, ai, ai", murmurou para si mesma.

Joice enumerava os motivos pelos quais não deveria, nem iria se envolver com Andrés. Já tinha chegado ao número 20 quando ele bateu na porta do quarto dela.

— Ainda não tomei banho – ela respondeu.

— Eu sei. Só estava pensando se não quer que eu esfregue as suas costas.

Ela abriu uma pequena fresta na porta e espiou para fora, segurando o roupão trespassado sobre o peito. Nesse ínterim, ele viu a calcinha branca dela sobre a cama, com uma marca de umidade que não deixava dúvidas até que ponto ela havia resistido.

— Não preciso de ajuda para lavar as costas, mas obrigada pela oferta.

Voltou a fechar a porta na cara dele e voltou a enumerar os motivos. Quando chegou ao número 25, percebeu que estava ficando desesperada e resolveu voltar ao número um.

Ele iria embora no dia seguinte e a deixaria com o coração partido. Ela entrou no box e abriu a torneira ao máximo. A água fria iria acalmar os seus ânimos. Ajustou mais tarde a temperatura e deixou que a água morna a acalmasse.

Quando enxaguou os cabelos, já voltava a sentir-se indignada. Mexer com ela, sim senhor! Não, ela não era fácil de se deixar manipular, quem ele pensa que é? Com certeza seria um amante exigente, ciumento e possessivo.

— Droga – ela murmurou.

"Devagar e relaxadamente", afinal foi ele quem disse essa frase!

Será que conseguiria tirar essas palavras da sua mente? Eram como uma música que se repetia na sua cabeça.

Ela escovou os dentes, aplicou hidratante no corpo todo e verificou seu reflexo no espelho.

"Admita, Joice", pensou consigo mesma. *"Você está louca para dormir com ele, não está"*? Não, não era verdade. Estava louca, isso sim, era para fazer amor com ele. E que mal havia nisso? Absolutamente nada, os dois eram livres e desimpedidos. *"Uma vírgula, Joice, você ainda não é completamente livre"*, falou entre dentes. Estava apenas fantasiando e fantasiar sempre foi uma atividade saudável da psique humana.

Realizar a fantasia, aí sim já era algo completamente diferente. *"Motivo número 1: irei ficar com o coração partido. Já passei uma vez por isso e não gostei nem um pouco"*, ela resmungou.

"Motivo número 2: ainda preciso resolver a minha situação".

"Ah, não! Não vou me envolver com Andrés Litwin". Por isso resolveu não vestir uma das suas camisolas curtas, que normalmente usaria naquela estação do ano. Pegou um pijama comprido e feio, de seda azul, da última gaveta, e fechou todos os botões, inclusive o que ficava na altura do pescoço.

A gola chinesa roçava-lhe o queixo. Deixou os chinelos que combinavam e pegou um par de pantufas velhas e igualmente feias. *"Vou parecer uma velha desleixada e tirar o ímpeto dele"*, pensou. Escovou bem os cabelos, aplicou um brilho transparente nos lábios, depois revirou o armário até encontrar o roupão mais comprido e esquisito que possuía. A barra arrastava no chão, e era de abotoar, ela fechou até o pescoço. Apanhou um cinto de cor berrante e fez um nó duplo.

Depois verificou sua aparência no espelho e percebeu que parecia a vovozinha de história infantil.

Andrés continuava no quarto com o notebook na mão, lendo alguma coisa na tela. Espiou por cima dos óculos de leitura, quando ela entrou ali, e seu olhar ficou paralisado. Em um instante percebeu os detalhes que a envolviam. Aos olhos dele o pijama combinava com a cor dos olhos dela, os cabelos caídos sobre os ombros brilhavam em tons dourados sob a luz suave do corredor. Ela era linda, mesmo naqueles trajes e sem um pingo de maquiagem.

"Está vestida para ir para a cama, se a cama for no Polo Sul", pensou Andrés.

Ela havia estudado tanto, mas não entendia como funcionava a mente de um homem. Todo aquele monte de roupas, cobrindo tudo, só fazia ele fantasiar sobre o que estaria por baixo. Quanto mais coberto o corpo de uma mulher, mais fantasias provoca na cabeça de um homem.

Imediatamente sua imaginação começou a funcionar e ele visualizou a cena, tirando peça por peça da roupa dela antes de deitá-la sobre os lençóis. *"Pare de pensar bobagens"*, ralhou consigo mesmo. *"Mantenha essa cabeça no lugar e pare de pensar na pele macia, cheirosa e quente que está por baixo daquilo tudo"*.

Joice aproximou-se da cama dele. Sentindo-se incomodada e ao mesmo tempo lisonjeada pelo modo como ele a despia com os olhos, começou a brincar com o cinto do roupão e perguntou:

— Então, o que acha?

Como ele completamente embasbacado não respondia, ela insistiu:

— Andrés?

Ele estava com um sorriso maroto e estranho no rosto, e agora olhava fixo para os pés dela.

— O que foi?

— Está esperando uma tempestade de neve ou geada para esta noite?

— Eu estava sentindo muito frio – ela mentiu, colocando a mão no pescoço em um gesto sensual.

Ele riu com gosto.

— Sim, eu estava, sim – ela repetiu meio sem graça.

— Fico com muito frio quando o ar-condicionado está ligado. Até aumentei a temperatura para ficar melhor para você.

— Sei, sei, entendi.

Ela estava se sentindo uma perfeita idiota e patética, pois ele não estava acreditando em uma só palavra das suas mentiras.

— Belas pantufas de coelhinha.

— Obrigada – ela respondeu.

— Quer parar de olhar para as minhas pantufas?

Exasperada, ela apoiou-se na beirada da cômoda e descalçou as pantufas. Andrés riu mais ainda ao ver que ela estava usando meias grossas também.

— Qual é a graça agora? – ela perguntou.

— Só estava pensando se está usando ceroulas também.

— Não uso ceroulas, seu bobo – ela disse.

O notebook dele estava aberto sobre a cama. Enquanto ela olhava para ele surgiu um grande "S" na tela, seguido de um bip.

— Pelo jeito chegou uma mensagem importante para você – ela comentou. – Não vai atender?

Ele inclinou-se, pressionou uma tecla e viu quem tinha lhe enviado a mensagem. Ela leu o nome antes que ele apertasse outra tecla e a tela ficasse vazia.

Ela não tinha certeza se ele estava esperando para ler a mensagem mais tarde porque sabia que não era importante, ou porque não queria que ela lesse.

— Quem é Sônia?

— É a minha filha.

— Eu li o nome sem querer – ela explicou mesmo que ele não houvesse perguntado.

— Se quiser ler a mensagem agora mesmo, posso ir para o meu quarto.

— Não, tudo bem. Pode ler comigo.

Joice inclinou-se sobre ele roçando os seios macios em suas costas propositadamente e leram juntos a mensagem.

Era a filha mais velha dele querendo saber por onde ele andava e se estava tudo bem, já que não tinha dado notícias há alguns dias.

"Tentação"! Ele desejou que ela se afastasse um pouco. Podia sentir o cheiro suave do xampu que ela havia usado no banho, sentir o calor que emanava do seu corpo macio.

Andrés estava tenso. A vontade era puxá-la para o seu colo e beijá-la até ela ficar sem ar.

A fantasia continuava, aquele jogo de sedução o estava enlouquecendo e ele se imaginava fazendo todas as outras coisas que queria fazer com ela. Começaria pelos dedos dos pés, primeiro tirando aquelas meias ridículas, e subiria até que o último botão fosse desabotoado e ele enfim pudesse...

Voltou a virar-se para o monitor na esperança de mudar esses pensamentos obscenos. Tirou os óculos e os colocou sobre a mesa. Estava com sérias dificuldades para se concentrar. Era o melhor que podia fazer para controlar-se e não a agarrar ali mesmo. *"Que diabos está acontecendo comigo?".* Joice seria uma complicação que ele não queria no momento, como explicaria para as filhas que estava se apaixonando perdidamente por outra mulher e substituindo a mãe delas no seu coração?

Joice não era mulher para ficar uma noite e largar. Ele voltaria para Belo Horizonte no outro dia com o coração partido. E se ela não o quisesse mais?

Sabia que estava sendo incoerente. Havia aceitado o convite dela para passar a noite no apartamento como hóspede e não queria ser grosseiro, mas estava difícil se controlar, ela não estava ajudando em nada.

Joice afastou-se de perto dele, levantou os cabelos para que o seu pescoço recebesse um pouco de ar fresco e com isso ficou mais sexy ainda.

Como estava sentindo calor! O roupão pesado a estava sufocando. Pegou uma revista de cima da cômoda e ia abanar-se, mas logo pensou que seria revelador demais e devolveu a revista sobre a mesa.

Andrés recostou-se na cabeceira da cama e comentou:

— Você está bem? Parece um pouco vermelha.

"Ele não deixava escapar nada mesmo", ela pensou.

— Estou cansada, tive um longo dia. É só isso.

— Desde que horas está em pé?

— Desde as 7h da manhã.

Ele desligou o notebook, depois levantou-se, alongou os braços e girou os ombros.

Para Joice ele parecia um grande e lindo felino, pronto para atacar a sua presa. Ela queria ser atacada e não resistiria.

Sentou-se no sofá da sala ao lado dela, colocou uma almofada no chão, entre os seus pés descalços, e disse para ela se sentar ali, para ele tirar os nós.

— Que nós?

— Dos seus músculos, estão todos retesados, estou sentindo daqui.

A oferta era irresistível. Ela acomodou-se entre as pernas dele e esticou as suas. Ele pôs as mãos sobre os ombros dela, mas não começou logo a massagem.

— Tire o roupão, Joice.

Ela desamarrou o cinto, desabotoou bem devagar e despiu o roupão.

— Agora tire a parte de cima desse pijama lindo.

— Boa tentativa, mas não, obrigada.

Ele sorriu malicioso.

— Está bem, mocinha, então desabotoe apenas os botões de cima, madre Joice.

Ela teve de abrir os três botões para as mãos dele poderem massagear os seus ombros.

Já era tarde quando ela percebeu o que estava permitindo. As mãos grandes, bem cuidadas e quentes de Andrés estavam tocando diretamente a sua pele e, *"ai, ai, ai"*, como aquilo estava gostoso.

— Sua pele é macia – ele falou.

Ela fechou os olhos. Deveria fazer ele parar imediatamente, pensou consigo. Que loucura era aquela?

Andrés era o motivo de ela estar tão tensa, e agora ele estava deixando a situação deliciosamente pior. Sim, definitivamente tinha de fazê-lo parar. No entanto, dobrou a cabeça para baixo para ele poder massagear a sua nuca.

— Sabe o que eu pensei da primeira vez que a vi?

— Que eu era irresistível? – ela provocou. – Tão irresistível que não parava de olhar para as minhas pernas?

— Nunca vai me deixar esquecer essa grosseria, não é?

— Talvez não, mas eu adorava ser despida pelos seus olhos.

— Estou falando sério.

O tom de voz dele indicava que não estava brincando.

— Desculpe, o que você pensou na primeira vez que me viu?

— Que eu queria o que você tinha.

— O quê? Como é que é?

— Vi em você algo que eu tinha quando comecei a trabalhar, mas que de alguma maneira com o passar dos anos fui perdendo.

Isso me incomodava até conhecer você. Você me faz querer encontrar isso outra vez... Se possível.

— E o que foi que você viu em mim?

— Paixão.

— Não compreendo. Paixão pelo meu trabalho?

— Sim, paixão, a vontade de fazer com que o seu trabalho faça a diferença.

Ela pensou por um instante.

— Não tenho a pretensão de mudar o mundo, Andrés. Só quero fazer a diferença na minha área. – Ela se pôs de joelhos e olhou para ele. – Você não acha que o seu trabalho também marca a vida das pessoas? – ela perguntou espantada. – Você dá emprego para muitas pessoas, dignidade e um bom plano de saúde.

— Sim, com certeza – ele respondeu friamente sem muita convicção. – Mas simplesmente perdi o entusiasmo pelo meu trabalho. Não sei bem o que há de errado comigo.

— Acho que você está simplesmente sofrendo de exaustão. Tem trabalhado demais desde que a sua esposa morreu, querendo não dar espaço para lembranças. Não se permite tempo para relaxar e curtir um pouco a vida.

— Como sabe disso?

— Você mesmo me disse que adora pescar e não tem tido mais tempo nesses últimos quatro anos. Em outras palavras, desde que a sua esposa faleceu. Muito fácil deduzir.

Ela podia sentir que ele queria interrompê-la, por isso acrescentou o mais depressa possível.

— Foi você quem me contou que adorava pescar, mas pelo modo como falou, parecia que estava se referindo a uma existência passada. Já sofreu demais, Andrés. Está na hora de relaxar.

Sua primeira reação foi a vontade de falar a ela que não tinha ido ao seu apartamento para ser analisado, e que ela deveria deixá-lo em paz. Joice tinha colocado o dedo na ferida ainda não cicatrizada, mas só havia dito o que ele já sabia e sentia, por isso estava à procura de um grande amor.

Nos últimos quatro anos, ele tinha trabalhado o máximo que podia para que não sobrasse tempo para pensar no passado recente.

Esses últimos anos haviam consumido sua energia, seu entusiasmo e a paixão pelo comércio.

— Você precisa ir mais devagar e deixar que a vida se encarregue de colocar as coisas nos seus devidos lugares, tudo tem seu tempo para acontecer. O que tiver que ser será!

Como ela era doce! Como ela era espiritualizada! Como ela teria lidado com isso? Estava começando a gostar dela muito mais do que havia previsto.

— Quando voltar para casa, pelo menos vá com uma atitude diferente, reflita melhor sobre o que vem fazendo com a sua própria vida, volte a se aproximar das filhas e dos netos.

Andrés não tinha a mínima vontade de pensar em voltar para Belo Horizonte, em seu comércio, em seu futuro ou qualquer coisa ligada a tudo aquilo que fazia parte da sua realidade, isso nunca fez parte da sua natureza. Era um planejador extremamente organizado, sempre havia sido, desde que se entendia por gente, mas agora não queria planejar nada.

Queria fazer exatamente o que Joice havia sugerido. Ir mais devagar e deixar a vida passar. Essa mulher lhe transmitia uma sabedoria e equilíbrio impressionantes.

— Que loucura – ele comentou.

— O que é loucura?

— Você e eu. É como se o destino houvesse tramado e nos aproximado para que juntos recomeçássemos e fossemos felizes novamente!

Ela sorriu e disse:

— Ah é? Acredita em destino previamente planejado? Em vidas passadas? Você é a contradição em pessoa, Andrés. Um administrador com um lado extremamente romântico e espiritualizado. Quem poderia imaginar que isso fosse possível? Sempre o achei um homem sisudo e compenetrado no mundo dos negócios, estou maravilhosamente impressionada.

Andrés decidiu aliviar a atmosfera. Era tão fácil, divertido e gostoso provocar Joice. A doce morena, publicitária de sucesso, ficava vermelha com a maior facilidade e isso dava a ele uma vontade imensa de querer tomá-la nos braços e beijar aquelas faces rosadas.

— Sabe o que mais pensei quando a conheci? – ele perguntou, com um sorriso maroto e brincalhão.

— Não, não sei. O que foi que você pensou? – ela perguntou desconfiada.

— Sempre achei que você não estava nem aí para mim. Que você era sexy, muito sexy e com umas pernas maravilhosas.

— Ah, é?! – ela suspirou, *"ai, ai, ai"*.

Andrés sabia cortejar, embora não parecesse.

Ele tentava, mudava de assunto e a deixava querendo sempre mais, aquela cantada cafajeste tinha um efeito devastador nas suas defesas.

Ela sorriu com doçura.

— Você ainda não viu o que tenho de melhor! — ela disse.

Ele levantou uma sobrancelha, com aquele jeito de galã que ela adorava.

— Ah, é? Agora me deixou curioso. Será que ainda vou saber o que você tem de melhor?

— Não.

— Quer que eu passe o resto da noite imaginando?

Ela esperava sinceramente que sim. Queria fazê-lo sofrer, como ele fazia com ela cada vez que a olhava daquele jeito. Sabia que não conseguiria dormir naquela noite, que passaria horas se virando sem conseguir relaxar.

Por que deveria ser só ela a perder o sono?

Ah, ele pagaria caro aquela provocação toda. De repente estava se sentindo muito contente consigo mesma. Daria o troco. Andrés poderia ser o mestre da abordagem sexual, mas ela finalmente tinha recuperado o controle da situação. Afinal, era mulher e não tão novata assim no assunto.

— Meta-se comigo e aguente as consequências.

— Quer se divertir um pouco? – ele perguntou.

— Não – ela respondeu com um sorriso malicioso.

— Você tem certeza?

— Absoluta.

— Então, talvez seja melhor abotoar o seu pijama.

Ela olhou para baixo e deixou escapar um grunhido. A blusa estava completamente desabotoada. *"Putz, porcaria de botões. Nunca se mantêm dentro das casas"*. Os seios dela estavam completamente descobertos. Mortificada e vermelha, ela apressou-se em abotoá-los toda desajeitada. Seu rosto estava em brasas, rosa-choque, quando ele olhou para ela.

— Por que não me avisou? Ficou se divertindo às minhas custas enquanto eu parecia uma oferecida, né?

— Está brincando? Por que eu avisaria? Estava adorando a visão, você tem seios lindos. E não olhe para mim desse jeito. Não fui eu quem desabotoou isso aí. Fui um mero expectador passivo, sou inocente, Joice.

Ela sentou-se sobre os calcanhares e vestiu o roupão.

— Vou me deitar. Obrigada pela massagem. Fez um ótimo efeito.

Ele inclinou-se para a frente, envolveu o rosto dela nas mãos e a beijou com ternura. A boca de Joice era tão macia, quente e doce. Tinha gosto de menta. Ele não se apressou, esperando uma resposta sem forçá-la.

Joice não havia tido tempo para preparar-se. Ela não contava com aquele beijo, até que os lábios dele tocaram os seus. Mas não resistiu. Deveria ter resistido, mas não fez isso. Seus lábios entreabriram-se, ele intensificou o beijo e ela sentiu-se esmorecer, parecia que todo o seu corpo estava se desintegrando.

Ela estava mais uma vez pronta para render-se a ele e ambos sabiam disso. Mas, de repente, ele afastou-se.

— Bons sonhos, Joice.

— O quê?

— Boa noite.

— Ah, sim, vou me deitar também.

Havia uma expressão brejeira nos olhos dele. Ele sabia muito bem o que acabara de fazer com ela.

Joice só faltou derreter diante dele. O que aconteceria se fizessem amor naquele momento? Ela provavelmente sofreria falência mental total.

Como ele conseguia excitá-la daquele jeito e afastá-la tão depressa e com tanta eficiência?

"Experiência e disciplina" ela pensou, enquanto punha-se de pé e saía da sala completamente decepcionada.

Anos e anos de experiência e disciplina. Ela, ao contrário, parecia ter a disciplina de um coelho.

Bastou um beijo bom para ela estar pronta para ter um bando de bebês dele.

Ora, era degradante. E ele tinha que beijar tão bem?

Ela tirou o cabelo do rosto com um gesto brusco, demonstrando contrariedade.

O moço da capital iria comê-la viva se ela não segurasse as rédeas de suas emoções.

Afinal, não era nenhuma virgem inocente. Já havia tido uma relação antes e, na época, acreditou que se casaria com ele. Mas nem de longe o outro beijava tão bem como Andrés, e também não fazia ela sentir-se tão bonita, viva e desejável.

"O grande canalha". Joice tropeçou na barra daquele roupão horroroso enquanto se dirigia ao seu quarto, mais uma demonstração de desiquilíbrio emocional.

Assim que chegou ao quarto, jogou o roupão sobre uma cadeira. Depois enfiou-se na cama. Ficou ali por 20 segundos, levantou-se inconformada e voltou ao quarto de hóspedes.

Andrés, mais uma vez, estava diante do notebook, digitando alguma coisa.

— Escute aqui seu... – ela disse quase gritando.

— Sim? – ele disse sem levantar a cabeça, com as mãos ainda no teclado.

— Só quero que fique sabendo...

— Sabendo o que, Joice?

— Que sou uma publicitária muito boa no que faço. Enquanto você estava adquirindo toda a sua experiência... Se roçando e olhando as pernas de outras por aí, e estou usando essas palavras de propósito...

— Sim? – ele perguntou, com um sorriso maroto e debochado nos cantos da boca.

Ela bateu no peito e voltou a falar...

— Eu estava muito ocupada aprendendo a usar uma prancheta. É bom que o senhor saiba disso.

— Que eu saiba o quê? – ele perguntou irônico porque ela interrompeu-se abruptamente.

Ela sentia a cabeça vazia, completamente desorientada. Vários segundos se passaram em um silêncio sepulcral. Por fim, ela deixou os ombros caírem e disse:

— Não sei.

Sem mais uma palavra, ela saiu dali para o seu quarto.

Como poderia ser mais idiota ainda? *"Duvido que consiga"*, pensou, voltando a deitar-se. Sentiu-se como Davi indo enfrentar Golias; e só então percebeu que havia esquecido a funda. Deixou escapar um protesto entre dentes, *"Você me paga!"*, virou-se na cama, cobriu o rosto com um travesseiro e fechou os olhos. Passou horas e horas virando-se sem conseguir dormir. *"Este cara está me deixando louca"*.

CAPÍTULO IV

O FLAGRANTE NO APARTAMENTO

No dia seguinte, de manhã, ela levantou cedo, bastante irritada sem saber ao certo por quê. Preparou o café, sintonizou uma rádio que só tocava músicas românticas e esperou ele na cozinha.

A música começou e só quando ela se viu envolvida nos braços dele, que chegara sorrateiramente por trás, foi que percebeu que havia cometido um erro enorme. A última coisa de que precisava, naquele momento de autopiedade e vulnerabilidade, era ser tocada novamente por ele.

— Você está dura como uma tábua, Joice. Relaxe. Não dormiu bem? – ele murmurou com sarcasmo no ouvido dela.

— Eu estou relaxada.

Com delicadeza, ele fez com que a cabeça dela repousasse no seu ombro e puxou-a até que seus corpos se colassem. *"Ai, ai, ai"*.

"Grande besteira. Tarde demais, Joice", pensou, aconchegando-se junto a ele e envolvendo o pescoço dele com os dedos.

— Adoro essa música.

— Parece que conheço, mas não sei como, porque não costumo ouvir música.

Ele acariciava o rosto dela com o nariz, fazendo com que perdesse a concentração.

— É uma canção bonita. Gostei dela – ele comentou.

Ela tentou sair, mas ele não permitiu.

— É uma música triste – ela disse, e se assustou quando percebeu que estava sendo do contra.

Embalavam-se lentamente ao ritmo da música.

— É uma velha história – ela explicou.

— Que história?

Ele beijou o ponto sensível logo abaixo da orelha dela, deixando-a arrepiada dos pés ao couro cabeludo.

Ela tremeu. Ele devia saber o que estava causando nela. E o pior é que ela realmente desejava derreter-se literalmente nas mãos dele.

— É sobre uma mulher que se apaixona perdidamente por um homem, mas depois ele a abandona...

— Deixe-me adivinhar... Ela chora na chuva?

Ela podia até ouvir o riso que permeava a voz dele. A mão de Andrés suavemente acariciava as suas costas. "*Ai, ai, ai*".

— E como ele pôde deixar essa garota?

— É um grande babaca – ela disse, como se estivesse pensando alto, mas logo tratou de consertar. – Sei lá, é só a letra de uma música. Estou só divagando, são só hipóteses.

— Talvez ela o tenha abandonado e ficou tão feliz por se ver livre do canalha, que está chorando na chuva de felicidade.

— Sei, sei, entendi.

Ela colou-se ainda mais nele, desenhando com os dedos pequenos círculos em seu peito.

— Melhor parar logo com isso.

— Não está gostando? – Joice perguntou, deslizando os dedos para o pescoço dele.

— Gosto, claro! E é exatamente por isso que quero que pare imediatamente.

— Ah, tá!

Então ela também o deixava maluco, bom saber.

Essa maravilhosa constatação deixou-a um pouco mais ousada, se é que isso era possível.

— Então provavelmente também não quer que eu faça isto – ela sussurrou beijando-lhe o pescoço.

— Joice, eu estou avisando. Esse é um jogo para duas pessoas, não se joga sozinho.

— Que jogo? – ela perguntou maliciosamente.

Voltou a beijar-lhe o pescoço, dessa vez roçando-o com a ponta da língua. Sentia-se cada vez mais ousada.

Isso a deixava cada vez mais arrojada e ela esfregou o corpo todo nele, como se fosse uma dança do acasalamento.

— Você não gosta do que estou fazendo?

A provocação não passou despercebida.

— Você é má! Muito má, garota abusada – ele disse em seu ouvido.

— Obrigada – ela respondeu em um sussurro.

— Sabe o que eu gosto de verdade?

— Do quê? – saiu um murmúrio quase inaudível.

— Gosto do seu cheiro. Quando chego perto de você, seu cheiro me deixa louco e me faz pensar em tudo que eu gostaria de fazer com você.

Joice fechou os olhos e pensou: *"Não pergunte. Pelo amor de Deus, não pergunte".*

— Que tipo de coisas?

Até aquele momento, ela achava que estava se controlando diante de um mestre da sedução. Fora ela quem iniciou a conversa erótica e sabia, pelo modo como ele a segurava, que havia conseguido abalar suas estruturas.

Mas então, ele começou a sussurrar no seu ouvido, e ela percebeu que na verdade estava completamente perdida.

Com voz baixa, rouca e aveludada, ele descreveu exatamente o que pretendia fazer com ela na cama.

Nas fantasias dele, ela era, é claro, a estrela principal, e cada parte do seu corpo, até os dedos dos pés, tinham o seu papel. Ele realmente tinha uma imaginação fértil, e com certeza não tinha o menor pudor sobre o que passava na sua mente.

Joice não podia culpar ninguém além dela mesma. Afinal, havia pedido para ouvir aquilo.

Isso, porém, não importava mais. Quando ele acabou de descrever as várias maneiras criativas para fazer amor com ela, o sangue pulsava forte nos ouvidos de Joice, seus ossos pareciam ter virado pudim e ela sentia-se derreter junto a ele.

A música acabou. Ele, beijando-lhe a testa, aproximou-se e afastou-se.

— Está sentindo calor?

Ela sentia-se como se a temperatura estivesse a 45 graus. Ao olhar nos olhos dele, percebeu que ele sabia exatamente o que tinha provocado nela.

— Está abafado aqui dentro. Acho que vou tomar um pouco de ar fresco lá fora – ela anunciou com a maior cara de pau.

Ele ficou observando ela afastar-se. Joice havia acabado de abrir a porta que dava para a sacada e pôr os pés para fora, recebendo o Sol da manhã.

Andrés foi logo depois e ficou parado ao lado dela tomando Sol também.

Ela o cutucou no meio das costas e repetiu, bem mais alto dessa vez, quase gritando.

— É isso aí. Você venceu!

— O que foi que disse? – ele questionou, voltando-se em direção a ela.

Ela estava tão zangada que lhe bateu no peito com a ponta dos dedos.

— Eu disse que você venceu!

— Certo, escutei – ele disse na maior calma. – O que foi mesmo que eu venci?

— Você sabe muito bem do que estou falando, não se faça de bobo, mas já que estamos sozinhos, por que não dizer com todas as letras? Esse joguinho que estamos jogando desde ontem quando você chegou. Eu bem que cheguei a pensar que tinha o controle nas mãos, mas é óbvio que me enganei. Não sou boa nisso, certo? Portanto você ganhou!

— Exatamente o que eu ganhei? Pode me explicar melhor, ele disse com a maior ironia.

— A cama.

— O quê? – ele perguntou arqueando as sobrancelhas.

— Você ouviu muito bem. Vamos para a cama, Andrés Litwin. Ou melhor, vamos fazer sexo, sabe o que é isso? Um sexo muito gostoso como você me prometeu. Entendeu agora ou quer que eu desenhe?

Um sorriso diabólico e sensual iluminou o rosto de Andrés, e seus olhos pareciam perdidos no espaço. Será que já estava pensando no que faria com ela, ou será que não conseguia prestar atenção durante tempo suficiente para ouvi-la se render?

— Joice, meu bem... Você não está prestando atenção, não é? Quero fazer amor com você. Da melhor espécie!

E ela continuou o desabafo...

— Você sabe muito bem do que estou falando. Daqueles sexos de fazer o sangue ferver, de rasgar a roupa, de deixar maluco, de urrar de prazer. Como em uma música que diz: *"Seremos eu e você, garotão. A noite toda. É só dizer a hora e o local, e eu estarei lá".*

Pelo jeito, ela havia feito Andrés perder a fala. Teria de haver uma primeira vez. Talvez ela não fosse tão ruim nisso, afinal. Andrés continuou a olhar para ela com um sorriso no canto dos lábios.

De repente ela sentiu-se ousada como um galo pronto para cantar. Cruzou os braços diante dele e disse:

— E então? O que tem a me dizer sobre isso?

Ele deu um passo na direção dela e falou:

— Joice, tem alguém te esperando bem aí atrás de você.

"Ele só poderia estar blefando". Ela sacudiu a cabeça levemente. Ele fez um sinal afirmativo com o polegar. Ela voltou a cabeça e murmurou:

"Ai, ai, ai"!

Joice fechou os olhos e torceu para aquilo não estar acontecendo. *"Joice,* não se atreva a olhar para trás".* Queria sumir em um buraco no chão ali mesmo.

Engoliu em seco, ficou corada e forçou-se a dar meia volta. Há quanto tempo a sua secretária estaria ali? Teria ouvido todas as propostas indecorosas que ela havia feito para Andrés? Ela sentiu o rosto queimar de vergonha. A mulher estava ali mesmo, não era uma miragem. O que ela estaria pensando a seu respeito?

Joice resolveu adotar um plano de emergência. Simplesmente faria de conta que nada tinha acontecido.

— Chegou agora, Luiza? – ela perguntou na maior cara dura.

— Cheguei – Luiza respondeu com um sorriso malicioso. – Caramba! Andrés, este homem tão sério, estava tentando conquistar você?

— Ele estava, sim.

— Será que nós duas estamos falando da mesma pessoa? Deste sujeito aí atrás de você? Sr. Andrés Litwin?

— Sim, esse descarado mesmo, tentou me conquistar a noite toda, quer me levar para a cama agora mesmo. Ainda bem que você chegou.

— Acho muito difícil de acreditar. Ele parece um frei, acho que nem sabe cortejar.

— Ah, não sabe cortejar. Ele é muito bom nisso – ela insistiu.

Joice estava tão contente por ter conseguido virar o jogo que esqueceu a vergonha que tinha passado.

— Posso fazer-lhe uma pergunta? – Andrés falou.

— Pode perguntar o que quiser.

— Eu estava pensando...

— Em quê?

— Há outro tipo de sexo que não seja da melhor maneira possível?

— No próximo encontro eu respondo.

Como o clima havia esfriado por conta da chegada inesperada de Luiza, que possuía a chave do apartamento para casos em que precisasse da assinatura da chefe em algum contrato de emergência, nem bateu na porta achando que Joice estivesse sozinha.

Foi uma situação bastante constrangedora para todos. Andrés se despediu das duas, embarcou no carro e retornou a Belo Horizonte, com um sorriso de orelha a orelha, pois tinha levado Joice à loucura. Dá próxima vez não passaria, prometeu a si mesmo.

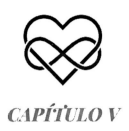

CAPÍTULO V

UMA PAUSA DOLOROSA

Depois daquele encontro maravilhoso no apartamento, Joice começou a pensar no que vinha fazendo e convidou Andrés para uma conversa novamente.

Quando ele chegou, ela nem o convidou para entrar e ficou muito séria. Com a voz embargada disse:

— Tentei me convencer de que não significaria nada, mas lá no fundo sempre sentia que não era verdade. E as coisas continuaram acontecendo... O nosso primeiro encontro no restaurante, onde dançamos, o jantar aqui no meu apartamento, foi tudo muito bom. Toda vez que estou com você, digo a mim mesma que não deveria estar, que deveríamos parar de nos ver até que eu resolva definitivamente a minha situação com Luiz. E todas as vezes as palavras não saíram. Até agora.

Joice assentiu, os lábios apertados formando uma linha fina, e sentiu a garganta se apertar no silêncio que se seguiu.

Instintivamente Andrés procurou sua mão e percebeu que seus dedos se endureceram antes de, por fim, relaxarem. Viu lágrimas se formarem nos olhos dela e teve um péssimo pressentimento. Virou-se suavemente para ela. Com a outra mão, acariciou seu rosto com delicadeza.

— Não torne as coisas mais difíceis do que já estão, Andrés.

— Olhe para mim – ele sussurrou. Quando Joice ergueu os olhos devagar, ele perguntou: – Você quer que eu vá embora? Não a veja mais?

Diante dessas palavras, seus olhos soltaram as lágrimas acumuladas. O queixo tremeu levemente, mas ela não se afastou dele.

— Quero – murmurou Joice, quase em um sussurro. E depois, engolindo em seco, ela fechou os olhos, fez um esforço sobre-humano e falou: – Não, não quero. Mas é preciso! Tenho que decidir a minha vida, não posso ficar brincando com o sentimento das pessoas, mentindo para mim mesma e principalmente para você. Ainda estou de alguma forma ligada ao Luiz, essa situação não é justa para ninguém, estou me sentindo muito mal.

A luz do corredor lançava um brilho dourado sobre a sua pele beijada pelo Sol do verão.

Andrés aproximou-se mais, pondo a outra mão no quadril dela. Notando a confusão, o medo e o amor por ele em sua expressão, colocou também o braço em torno da cintura de Joice. Seus olhos estavam fixos nos dela, enquanto os corpos se uniam, talvez pela última vez. Então sentiu um tremor quando começou a acariciar as costas dela. Sob o tecido fino do vestido, sua pele estava quente e teve plena consciência de que não estava ajudando em nada na decisão dela, mas sob hipótese alguma queria perder aquela mulher.

Ela parecia perfeita, inegavelmente real, como se tivessem sido forjados da mesma matéria-prima.

Ele inalava seu perfume, incapaz de permanecer em silêncio.

— Eu amo você, Joice, com todas as minhas forças – sussurrou. – E não quero que me mande embora, por favor! A gente vai dar um jeito nisso, eu espero você resolver a sua situação e prometo não interferir nos seus sentimentos.

Andrés caminhou até o elevador com lágrimas nos olhos e o coração aos pedaços. Antes que a porta do elevador se fechasse, deu uma última olhada e viu Joice encostada no batente da porta, aos prantos.

CAPÍTULO VI

UM SACRIFÍCIO NECESSÁRIO

Foram dias difíceis para Joice. Ela precisava comunicar o fato a Luiz. Confessar que estava apaixonada por outro homem. Trocar a fechadura da porta de entrada do apartamento, para não ser surpreendida em um possível acesso de fúria, quando Luiz soubesse que ela já havia recebido o novo namorado para dormir em sua casa.

A princípio Joice imaginava que ele se conformaria e até reconheceria que já não vinha mais dando a devida atenção ao relacionamento. Não havia procurado Joice por um tempo, mas também não fora buscar seus pertences, deixando a situação em aberto, e isso tirava-lhe o sono.

Passaram-se alguns dias. Ela perdeu a noção. Ficou dormindo a maior parte do tempo. Acordava para fazer um chá, comer uma torrada; depois voltava para a cama, aninhava-se embaixo das cobertas, com algumas mantas a mais. Entretanto não conseguia se aquecer, não importava o que fizesse, parecia estar em abstinência de alguma droga poderosa. Mas era o amor que havia experimentado por tão pouco tempo e agora tinha ido embora. Até febre teve em alguns momentos. Não havia lido mais nenhum livro, nem visto televisão ou falado com alguém pelo telefone.

E, certamente, não trabalhava. Pegou um atestado médico alegando estresse profundo. Não conseguia cair em si, nem mesmo fora de si. E nem falar sobre aquilo com alguém, até mesmo com Drica, sua melhor amiga...

Era impossível dizer as palavras em voz alta, machucavam muito.

Sentou-se na cama, enrolada no edredom branco, os travesseiros empilhados em torno dela, como uma fortaleza macia. Havia uma caneca de chá na mesa de cabeceira, uma caixa de lenços de papel. E uma pilha deles amassados e jogados no chão como flocos de neve.

Os piores momentos eram aqueles em que os soluços saíam em golfadas, agoniando-a, ferindo sua garganta, até que ela envolvia seu corpo com os braços, tratando de manter-se fisicamente íntegra. Ela jamais deveria ter deixado aquilo chegar tão longe. Sentia-se envergonhada por ter se apaixonado perdidamente, ainda tendo um relacionamento inacabado. Estava desgostosa com suas próprias atitudes. Era tão... óbvio. Mas continuou acontecendo, muitas e muitas vezes, como se nunca fosse suficiente. Ela não conseguia se esvaziar do luto.

Pensava nele constantemente. Suas mãos macias e fortes. Sua face máscula. Seus incríveis ombros largos. O contraste da sua rudeza com a gentileza que lhe dedicava. Sua risada de malícia, sempre tingida com uma ponta de maldade. Seu perfume, que estava impregnado no seu corpo e por todo o apartamento como algo que havia se integrado profundamente à sua vida, e jamais iria embora.

Quem sabe ela estivesse realmente perdendo a cabeça.

Quase desejava que pudesse enlouquecer de vez. Talvez assim não fosse devastada pela dor a cada momento em que permanecia acordada, seu peito se contorcendo como um nó apertado que não queria desatar.

Dormir não era muito melhor. Sonhava o tempo todo com ele, sonhos eróticos em que ele a tocava, beijava e acariciava.

Ela não sabia o que era pior: acordar desejando-o ou chorar porque o havia mandado embora. De qualquer maneira, sentia-se absolutamente à deriva. Perdida. Abandonada, mesmo tendo sido ela a deixá-lo.

Pegou o celular dezenas de vezes para ligar para ele, mas desistia no ato. O que havia para lhe dizer?

Jamais se sentira tão só em sua vida.

Ele também não havia ligado. Desaparecera, inclusive das redes sociais. O que estaria acontecendo com ele? Ela precisava saber. Não que fosse atendê-lo, mas o fato é que ele nem tentara mais falar com ela, nem procurou vê-la, o que apenas confirmava sua convicção de que tinha tomado a atitude correta e feito o que era necessário, pois parecia que ele não estava se importando com ela.

Isso, porém, não fazia com que se sentisse melhor. Nada faria até que esse pesadelo acabasse. Teria que tomar coragem e resolver a situação com Luiz, mesmo que isso fosse destruir um relacionamento muito antigo, embora desgastado.

Sentia-se desesperada. Desamparada. Vazia por dentro. E, naquele momento, sentia que jamais iria se recuperar. Nem se sentiria melhor. Estava condenada ao imenso sofrimento que havia evitado a vida inteira. E que havia causado a si mesma.

CAPÍTULO VII

A SAUDADE DÓI DEMAIS

Andrés andava de um lado para outro em seu escritório, cheio de impaciência e saudades, como um animal abandonado. Seu computador estava ligado, o cursor aguardando em um contrato aberto, como uma voz intermitente e irritante, solicitando que ele se posicionasse. Mas ele não conseguia se sentar nem ler o que havia para imprimir e assinar. Parecia que estava prestes a se desintegrar.

Tinha saído em longas caminhadas, mas mesmo assim não conseguia pôr a cabeça no lugar, queria desgastar até os ossos, mas nada era capaz de tirar a imagem de Joice e suas últimas palavras.

Sentou-se em sua cadeira, ficou olhando fixo para o monitor como se estivesse em transe, acessou seu e-mail e encontrou o endereço dela. Começou a digitar.

Mas o que iria dizer? Ela foi bem clara, *"não me procure mais até eu resolver a minha vida"*. Deveria respeitar a decisão dela, mas o coração dizia outra coisa.

Diria que estava sentindo muita falta dela? De fato. Sentia tanta falta que era como se tivesse um buraco no peito que jamais se fecharia nem deixaria de doer. Ele queria encontrá-la mesmo que só por uns minutos e matar a saudade que lhe dilacerava o coração. Não era possível. Ela havia deixado bem claro. E ele não faria nada que não fosse consensual. Se ela não o queria lá, ele não a forçaria a vê-lo.

"Covarde"!

Ele suspirou e passou a mão no queixo.

Ele era um maldito covarde. Que fosse à merda o consensual. Era bem isto: uma bela de uma merda. Era uma grande desculpa, isso sim, para não mergulhar de cabeça nessa relação. Que se dane quem queira atrapalhar! Ele já havia mergulhado de cabeça há muito tempo. Sem volta. Como se estivesse se afogando.

Ele amava aquela mulher com todas as suas forças.

Levantou-se e andou de um lado para o outro, pela centésima vez.

Imaginou seu rosto, aquelas maçãs coradas, arredondadas, aquela boca lasciva, seus olhos vibrantes e gulosos. Aqueles cabelos castanhos escuros emoldurando sua face, selvagens e com um perfume tão bom que sentia vontade de saboreá-los, tocar aquelas mechas sedosas com a língua. E um corpo fluido, flexível, puro pecado, exalava um cheiro de pecado quando estavam juntos.

Reagia como uma dama. Mas sob a superfície era puro fogo. Muita inteligência. Com um toque de malícia persistente para desafiá-lo de um jeito como ele nunca fora desafiado antes.

Não queria nunca mais sentir aquilo de novo. Não com outra mulher. Era só com ela que ele se sentiria vivo novamente.

Ele a amava.

Seu coração martelava o nome dela. Com amor. Com um medo estranho de que ela decidisse manter o relacionamento antigo e descartá-lo.

O telefone de Andrés tocou. Ele olhou e viu que as luzes de chamada estavam acesas. Seu coração disparou, a respiração ficou suspensa. Queria – desejava – que fosse ela.

Mas o nome que aparecia no mostrador do aparelho era o de Drica, a melhor amiga de Joice.

— Drica, graças a Deus é você! Preciso saber notícias da Joice. Deixei uma mensagem ridícula no seu celular ontem à noite, mas estou desesperado com o silêncio dela.

— Mensagem? Não recebi nenhuma mensagem sua, Andrés. Não sei nada a seu respeito há dias. Você está bem? O que está acontecendo? Você parece muito mal. Joice também desapareceu, achei até que estivesse com você!

— Estou muito mal mesmo.

— Conte o que foi que houve.

— Ela me deixou. Não que houvesse uma razão para isso, mas a verdade é que ela me proibiu de se aproximar ou até mesmo falar com ela enquanto não resolver a sua vida sentimental, e eu estou ficando quase maluco sem notícias dela, embora tenha prometido respeitar a sua decisão.

— Você não está mais vendo Joice? É isso que está querendo me dizer?

Ele sentiu uma dor aguda ao ouvir o nome dela pronunciado pela melhor amiga.

— Sim. Não estamos mais nos falando.

Drica ficou quieta do outro lado da linha e depois perguntou baixinho:

— É mesmo? De verdade?

— Sim, infelizmente é verdade, ela me dispensou e pediu um tempo para decidir o que fazer.

CAPÍTULO VIII

REENCONTRO TÃO ESPERADO

Passaram-se mais alguns dias, ambos sofrendo muito, até que Joice criou coragem, saiu do torpor e foi encontrar Luiz.

Não foi uma conversa fácil, ele se exaltou. Queria saber quem era e desde quando os dois vinham se encontrando. Não se conformou em ser o último a saber, mesmo assim mantiveram uma conversa aparentemente civilizada.

Joice voltou para casa, tomou um banho rápido, olhou seu reflexo no espelho enquanto secava os cabelos com uma daquelas toalhas brancas e tão macias, as mesmas que havia emprestado para Andrés na noite em que ele dormiu lá. Ainda sentia o perfume dele.

Parecia pálida, cansada, havia círculos escuros em volta dos olhos avermelhados de tanto chorar desde que o havia mandado embora. Parecia horrível. Mas não havia tempo para fazer muita coisa a respeito. Precisava sair correndo e dirigir até Belo Horizonte para dar a notícia. Estava com medo de que, se esperasse até o dia seguinte, fosse tarde demais. Mais uma noite naquela agonia ela não iria aguentar.

Penteou os cabelos, deixando que secassem livremente, e foi até o quarto para vestir uma saia comprida com uma abertura ao lado, botas de cano longo e uma malha macia de caxemira. Colocou um lenço vermelho em volta do pescoço para se proteger do frio e da umidade.

Pegou um casaco por garantia, a carteira de documentos e as chaves do carro. Seu coração estava acelerado. Com ansiedade. Com medo de como iria encontrar Andrés. Mas com absoluta necessidade de dizer a ele que o amava e agora estava livre para viver ao seu lado pelo resto dos seus dias.

Ele poderia não a querer mais, ter encontrado outra pessoa. E não havia nada que pudesse fazer a respeito.

Mesmo assim, tinha que fazer aquilo o mais rápido que pudesse. Afinal foi ela quem o dispensou.

Acabou. Sua vida iria começar agora. Boa ou ruim, mas seria uma nova vida, disso ela tinha certeza.

Chegando lá, foi direto para o escritório, encontrou ele de costas, sentado em sua cadeira, olhos perdidos na distância olhando a chuva que caia lá fora, como se estivesse desligado do mundo.

Bateu na porta e ele virou-se assustado, como se acordando do transe.

— Boa tarde, Andrés, posso entrar?

— É claro que pode. O que você está fazendo aqui?

— Vim te dizer que acabou o meu pesadelo, estou livre e quero começar uma nova vida com você. Se ainda me quiser, é claro!

Ele sorriu, puxou-a para perto e esmagou seus lábios nos dela.

Foi um beijo violento, cheio de intensidade, emoção e desespero. Seus braços nunca estiveram tão fortes em torno dela, tão sólidos, como se quisesse prendê-la para sempre. Sua língua estava desesperada quando ele a introduziu entre seus lábios, abrindo-os. Como se não estivesse acreditando no que estava acontecendo.

E como das outras vezes ela se derreteu completamente. Com desejo. Com amor explodindo em seu peito.

E era tão bom!

Ele se afastou para murmurar próximo ao ouvido dela:

— Eu a amo, Joice.

— Eu também amo você, Andrés.

Ele afastou os cabelos do rosto dela. Estava mais linda do que nunca, as olheiras haviam desparecido como que por encanto, seus olhos irradiavam felicidade.

— Não vamos mais falar nisso agora. Vamos ficar juntos. Teremos muito tempo para descobrir coisas.

— Deixe-me dar algumas instruções aos funcionários e sairemos mais cedo para comemorar.

CAPÍTULO IX

UMA NOITE INESQUECÍVEL

Joice parecia calma, mas por dentro estava em um misto de ansiedade e desejo incontrolável.

Era uma noite de primavera, chovia e fazia um friozinho na capital mineira. Chegando lá as mãos dos dois estavam suando de nervosos. Ligaram o ar-condicionado e foram relaxando, afinal ambos sabiam que daquele dia não passava, já haviam adiado aquele momento por tempo demais.

Joice vestia uma saia preta, aberta ao lado, mostrando aquelas coxas maravilhosas que vinham enlouquecendo Andrés por muito tempo, calçava botas pretas de cano longo e por baixo uma calcinha branca, minúscula, a famosa *"vestida para matar"*.

Sentaram-se na cama redonda, abriram um geladinho e delicioso vinho branco para brindarem a uma nova vida.

Conversavam enquanto a banheira de hidromassagem ia enchendo de água morna e muita espuma.

Com um cálice de vinho e uma banheira quente, a libido vai às alturas e nenhum ser humano resiste, e eles esqueceram todos os maus momentos por que haviam passado nos últimos dias.

Ele estendeu as mãos para a abertura da blusa dela e acariciou seus seios.

Os olhos de Andrés fixaram-se nos dela, decididos, exigentes, gulosos. Esse olhar deixou a pele de Joice toda arrepiada.

Ele pegou-a pelos cabelos, puxou sua cabeça para trás, para beijá-la em seguida.

Pressa e desespero. Joice foi envolvida pelas duas coisas, enquanto ele descalçava as suas botas e a despia completamente.

Não demorou muito e já estavam se beijando na cama redonda.

Andrés desejava desesperadamente fazer amor com ela, seus dedos encontraram aquilo que sonhou durante todos aqueles meses de conversas por telefone. Joice gemeu baixinho, completamente úmida, era a natureza falando mais alto.

— Meu Deus, Joice, como você é linda nua, eu a amo muito e quero passar o resto dos meus dias ao seu lado.

Joice provocava sensações que ele jamais tinha experimentado e um desejo tão intenso, pulsante no verdadeiro sentido da palavra.

Depois de alguns minutos naquela brincadeira deliciosa, já não aguentando mais ele a penetrou com muito carinho e cuidado, afinal era a primeira vez que os dois faziam amor.

Ela o abraçou e beijou a sua boca apaixonadamente, pois estava realizando finalmente aquilo que sonhou por toda a sua vida: entregar-se para o homem escolhido e ser tratada com muita ternura. Pensou consigo mesma: *"Toda mulher merece ser feliz ao lado de um homem romântico e carinhoso. O sexo feito com amor e entrega dos dois é a coisa mais linda do mundo, eu nunca mais vou largar esse homem maravilhoso"*.

Fizeram amor há muito tempo sonhado por ambos e explodiram ao mesmo tempo como um terremoto.

Todos aqueles momentos de muito desejo reprimido foram compensados.

Andrés continuou deitado em cima dela, sentindo os espasmos do corpo de Joice sob o seu.

Joice, agora mais confiante e querendo que aquilo durasse pela eternidade, começou a se mover outra vez lentamente. Andrés não podia acreditar que ela quisesse mais. Mas ela guiou a mão dele para onde o desejo continuava pulsando e Andrés, com movimentos muito bem treinados, a fez delirar.

Joice gemia, gritava, estremecia e logo ele a penetrou de novo, agora com mais volúpia e ficaram fazendo amor durante horas e horas, completamente absorvidos pelo desejo.

Mas Joice queria mais, todo aquele desejo guardado tinha que ser exaurido, não perderia mais tempo com puritanismo.

De repente, ela puxou Andrés para o chão do quarto, queria experimentar no tapete aveludado e com sua voz rouca e sensual disse: — Quero mais, não imaginava que seria tão bom fazer amor com você. Como perdi tempo, mas valeu a pena.

— Por Deus, mulher, você vai me matar. Mas se assim for, que modo maravilhoso de morrer.

Eles riam abraçados, suados e quase saciados. Quase, porque voltaram ao chuveiro e depois fizeram amor na banheira.

Foi uma noite inesquecível para os dois e quando o Sol nasceu, estavam radiantes mergulhados na água quente e cobertos de espuma.

Andrés já tinha bastante experiência, mas nunca havia conhecido alguém como Joice, completamente dominada pelo desejo e provocando o mesmo nele. Nunca pensou que seria capaz de fazer o que fizera naquela noite.

— Sabia que fizemos amor por oito horas seguidas? O dia já amanheceu e precisamos voltar à rotina de trabalho.

Ambos estavam surpresos e satisfeitos com o desempenho que tiveram para uma primeira noite.

— Depois de tantos meses imaginando como seria, não acha que você merecia uma retribuição? – ela disse com um sorriso para lá de malicioso.

Andrés torceu para que fosse só uma brincadeirinha dela, pois estava esgotado.

— Acho que poderíamos tentar de novo.

Andrés falou brincando, mas ela não. Joice sentou-se sobre ele na banheira e rolaram e saltaram como dois golfinhos dentro d'água. Ele a prendeu contra a borda e a penetrou, enquanto Joice gemia descontrolada, pedindo: *"Pelo amor de Deus, não para.* Depois gritou enlouquecida enquanto os dois explodiram de prazer novamente dentro da água morna.

— Oh, Joice, o que você fez comigo? No que me transformou? – disse Andrés com voz baixa e rouca, beijando-a de novo.

Ela abriu os olhos e acariciou os cabelos dele, castanhos e despenteados.

Andrés vestiu-se com dificuldade, pois estava dilapidado fisicamente e sem dormir quase a noite inteira, mas quando estavam prontos para sair ela voltou a acariciá-lo e excitá-lo.

— Não acredito, Joice, desse jeito nunca vamos sair daqui.

Andrés começava a pensar que não deviam sair mesmo, aqueles momentos deveriam ficar eternizados.

— Acho que devemos telefonar para a empresa e dizer que você está doente – murmurou ela, puxando Andrés para o chão, mordiscando o seu pescoço, o rosto e acariciando as partes íntimas dele. – Eu ainda estou de atestado médico e quero aproveitar cada segundo.

Ele a tomou nos braços outra vez com ímpeto, com até mais força do que imaginava ter àquela altura, depois de nove horas fazendo amor com Joice.

Ela era muito intensa em tudo o que fazia, assim era também no amor, entregava-se de corpo e alma. Aquele jeito de se doar era em tudo, a entrega era total. Agora não teria mais preconceitos, restrições e queria fazer dele o homem mais feliz do mundo.

No fim, fizeram exatamente o que ela havia sugerido e passaram o dia na cama da casa dele, no chão, no sofá...

Fizeram amor encostados na parede do corredor, ela nua usando apenas a bota de salto alto, com vinho branco geladinho escorrendo nas costas, passando pelo sexo, causando uma quentura aliada à ardência gostosa nas regiões já bem castigadas.

Quando já estava quase anoitecendo eles se despediram, completamente apaixonados, e Joice voltou para Sete Lagoas.

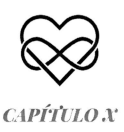

CAPÍTULO X

PRIMEIRO ENCONTRO COM O EX

Depois disso, os dois foram se envolvendo cada vez mais, em uma relação intensa. No começo era só sexo, incrível, enlouquecedor, capaz de levar ambos a extremos nunca experimentados, mas era exatamente tudo o que Joice sonhou por muitos anos.

Foram se apaixonando perdidamente e já começavam a fazer planos para uma vida a dois, pois não aguentavam mais aquela distância que os separava.

Em uma noite em que comemoravam três meses de namoro, Andrés levou Joice a um restaurante no centro de Sete Lagoas.

Entraram sorridentes e abraçados, completamente apaixonados. Joice estava se sentindo a mulher mais feliz do mundo e exalava uma energia inebriante, contagiosa até. Naturalmente atraía a atenção dos homens e até algumas mulheres ficaram admiradas com aquela linda morena que havia adentrado o estabelecimento, e isso deixou Andrés um pouco enciumado.

Ela estava deslumbrante, vestida com uma saia preta e camisa vermelha. Usava sapatos com um salto alto que lhe deixava extremamente sexy.

Luiz, seu ex-namorado, ao vê-los entrarem, deixou imediatamente a loira que o acompanhava falando sozinha. Caminhou de maneira abrupta e atabalhoada em direção ao casal. Quase derrubou o garçom que passava ao seu lado. Feito um tufão, foi cortando caminho por entre as mesas até parar fungando em frente a Joice.

Ela o olhou de cima abaixo e fingiu não o conhecer. A atitude dela só contribuiu para Luiz querer esganá-la ali mesmo, de tanto ódio que sentiu. Disse com voz tremendamente irritadiça, quase esganiçada:

— Como vai, Joice?

— Oi – falou ela, com a voz fria e lacônica.

— Precisamos conversar e você não tem atendido aos meus telefonemas.

— Não temos mais nada para conversar, marque um dia e horário e eu entrego os seus pertences na portaria do prédio.

Luiz espumava de raiva. Mediu Andrés de cima abaixo, com um olhar de repulsa.

— Eu sou Luiz, companheiro de Joice por muitos anos, não sei se ela lhe contou.

Com a maior calma do mundo, Andrés respondeu:

— Prazer. Eu sou Andrés, atual namorado de Joice e pretendemos nos casar em breve, coisa que você nunca quis fazer durante todos esses anos que namoraram.

— Ela já falou de mim?

— Querido, vamos para a nossa mesa. O maitre está nos chamando – emendou ela, tentando cortar aquela conversa e evitar maiores dissabores.

Andrés fez uma mesura negativa com as mãos.

— Imagine, querida. Já vamos. – Virando-se para Luiz, respondeu de modo natural: – Joice já me falou de você, sim. Eu sei tudo, ela não me escondeu nada desde o princípio.

— Tudo o quê? Quero saber!

— Tudo sobre o envolvimento de vocês dois, praticamente desde garotos.

— Mesmo? Perguntou Luiz, acreditando que Andrés estivesse blefando por pura educação.

— Sim, tudo. Sei que Joice viveu por bastante tempo com você, se deitava com você, por exemplo. Sei que foram namorados no início, depois amantes por um tempo, já que não foram oficialmente casados, coisa que pretendemos consumar em breve. Mas agora ela não vai mais se deitar com você, acabou! É melhor aceitar!

— Ela não pode me largar assim, sem mais nem menos. Eu ainda amo muito essa mulher – mentiu.

— Não acredito. Soube que quando ainda estava com ela já tinha um caso com esta mulher que está o acompanhando hoje. Deveria ao menos respeitá-la, aliás, as duas, isso não é hora nem local para resolver problemas amorosos.

Luiz fechou os punhos para conter a raiva.

— Eu faço um escândalo! Vamos todos parar na delegacia e nos jornais. Vocês dois têm muito mais a perder que eu. Não teme pela sua reputação de empresário bem-sucedido? – arriscou.

— Nem um pouco.

— As pessoas vão rir de você.

Andrés deu de ombros.

— Não me importo com o comentário dos outros. Não me importo nem um pouco com os seus comentários. Tudo o que me interessa é que eu viva em paz e feliz com a minha namorada. Mais nada que venha de você me interessa.

Luiz alteou o tom de voz:

— Eu já disse que faço um estardalhaço se a Joice não voltar para mim!

Andrés meteu-lhe o dedo em riste. Encarou-o nos olhos e Luiz recuou um passo.

— Eu não tenho medo de você.

— Não mesmo? Duvido! Você não sabe do que eu sou capaz para recuperar a minha mulher.

— Faça um escândalo que eu faço outro. Vamos ver de que lado as pessoas vão ficar: do meu lado, que sou um empresário respeitado e homem de bem, ou do seu lado, seu vigarista.

Andrés abaixou o tom de voz.

— Vá procurar outra mulher para se deitar e esqueça a Joice, será muito melhor para todos nós.

— Se voltar a importunar a minha namorada, vai se ver comigo.

— Por favor, saia da nossa frente, suma das nossas vidas. Se continuar a se comportar de maneira inconveniente, vamos à polícia dar queixa.

— Vocês me pagam! Seus ordinários – Luiz falou e saiu pisando duro. Nem esperou pela loira que estava esperando na mesa sem participar do barraco.

Chegou à porta do restaurante e gritou com o manobrista para pegar o seu carro. No estado de fúria em que se encontrava, bateu boca com outros clientes que estavam chegando. Para evitar mais confusão, o manobrista correu e passou o carro dele na frente dos demais. Luiz entrou, bateu a porta com força e acelerou feito um louco, cantando os pneus, deixando inclusive a companheira a pé.

CAPÍTULO XI

UM DIA ESPECIAL NA SERRA DO CIPÓ

Em um final de semana Andrés convidou Joice para irem visitar um local já conhecido por ele, a Cachoeira Grande, na Serra do Cipó.

Saíram de casa bem cedo, passaram em um açougue que vendia carne temperada, levaram pães e algumas cervejas bem geladas.

Mas como o casal já saía de casa pensando em algo diferente em termos de sexo, não deu outra. Fizeram uma caminhada em uma trilha pelo mato, com muita dificuldade, por picadas muito íngremes, até chegarem à cachoeira.

Mesmo cansados, as ideias fervilhavam na cabeça dos dois, era como se diz popularmente: juntou a fome com a vontade de comer!

Para surpresa deles o local estava completamente deserto. Nesse dia os turistas não apareceram e a cachoeira é cercada por muita mata, um olhou para o outro e, sem precisarem falar nada, entenderam exatamente o que o parceiro estava pensando.

Em poucos segundos os dois estavam completamente nus. Aliás, Joice, para dar um ar de novidade ao amante, calçou as botas de borracha depois de despida.

Imaginem a cena, peladinha e de botas. Ela sabe como ninguém dar vazão aos sonhos mais eróticos de Andrés, mesmo que ele ainda não os tenha mencionado.

Andrés, vendo aquela linda mulher, completamente em comunhão com a natureza, ficou extremamente excitado e após um abraço bem apertado e muitos beijos, ela já completamente lubrificada, colocou-a de costas, segurando em uma grande pedra que ali estava, como que se oferecendo para ajudar os dois amantes. Debaixo daquela água fresca, fizeram o amor mais gostoso que já haviam realizado.

Repetiram mais algumas vezes em outros locais próximos até cansarem e depois de muito curtir aquela maravilha da natureza, iniciaram a caminhada de volta, mas agora morro acima e ambos bem esgotados.

Não tiveram muita facilidade para chegar até onde haviam deixado o carro. Já era meio-dia, o Sol a pino e a fome já tinha dado os seus sintomas, mas a felicidade estava estampada no semblante dos dois, felizes e em comunhão com a natureza.

Chegando lá, ainda tiveram que sair à procura de lenha na mata para assar o churrasco, tão desejado nessas alturas.

Fizeram daquela refeição simples e nas condições nada cômodas um verdadeiro banquete, sentados na relva.

Aquela carne assada no fogo de lenha, rente ao chão e espetada em galhos de arbustos, tudo muito precário, teve um sabor inesquecível para Joice.

A cerveja, então, estava no ponto e desceu redonda como em um certo comercial.

Aí bateu aquela lombeira, mas como tinham pensado em tudo antes de sair de casa, levaram dois colchonetes. Abrindo o porta-malas do carro, deitaram os bancos traseiros e fizeram uma cama improvisada.

Dormiram um sono gostoso e reparador, apesar dos pernilongos. Antes de voltarem para casa, tiveram uma nova experiência, fizeram amor na traseira do carro. Foi outra novidade inesquecível para esse casal cheio de ideias, e insaciáveis.

No finalzinho da tarde voltaram para casa extasiados com as experiências vividas na natureza, não sem antes retornarem até a cascata e tomarem um banho refrescante, fazendo novas peripécias.

CAPÍTULO XII

LUIZ VOLTA A ATACAR

Alguns dias depois, Joice chegou em casa, onde Andrés já a esperava para mais um final de semana juntos, completamente aturdida.

— O que foi? Que cara é essa?

— Venha comigo.

Ele a seguiu e Joice o levou até a garagem.

Mostrou o estado em que se encontrava o carro dela. A lataria toda riscada com um prego, os faróis quebrados. Um estrago completo.

— Que judiação. Não fique nervosa, mandamos para o conserto amanhã mesmo.

— Quem poderia ter feito uma maldade dessas?

— Quem você acha que foi? Ele acabou com o meu carro de propósito!

— Tem certeza? Foi ele mesmo? Não pode ser!

— Sim, eu vi com os meus próprios olhos. Fui ao caixa eletrônico sacar dinheiro e vi tudo pela porta de vidro.

— Tem mais alguma testemunha?

— Tem, sim, o vigilante do banco viu tudo também e anotou inclusive as placas do carro dele.

Quando eu saí apavorada, ele saiu cantando pneus e me fez gestos obscenos ainda.

Andrés a abraçou.

— Querida, não fique assim.

— Como não ficar, meu bem? Esse homem não vai parar de nos importunar. Ele começou com as ligações anônimas no meio da madrugada. Agora destruiu o meu carro. O que mais esse maluco pensa em fazer? Tenho medo de que ele cometa algo mais grave. Nunca imaginei que ele era tão violento e machista.

— Não pensemos nisso, meu amor.

— Não quero que nada de mal aconteça a você também.

Andrés a abraçou com carinho. Pareciam ainda mais enamorados. O amor entre ambos florescia de tal maneira que tinham certeza de que nada nem ninguém poderia atrapalhar ou ser mais forte do que o amor que os unia.

— Tudo vai acabar bem. Ele não vai mais nos importunar.

— O telefone tocou e Joice pegou o aparelho da bolsa.

— Está vendo – disse ela. – Número desconhecido. É ele.

— Atenda.

Joice levou o celular ao ouvido.

— Alô.

Do outro lado da linha ouvia-se uma gargalhada estridente. Depois falou:

— Seus idiotas. Hoje foi o carro...

— Luiz, pare de nos importunar pelo amor de Deus. De que adianta tentar atrapalhar a nossa vida? Você não vai nos separar e eu jamais voltarei para você!

Ele sentiu um ódio terrível.

— Não vou, é? Quer apostar como consigo você de volta? Aposto dois por um que vou acabar com seu romance com esse coroa engomadinho.

— Se você não parar imediatamente de nos perturbar, vou dar queixa na polícia e pedir uma medida protetiva de acordo com a Lei Maria da Penha.

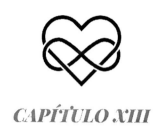

CAPÍTULO XIII

AVENTURAS NUMA PRAIA DESERTA

No início do verão, Andrés e Joice resolveram passar um final de semana em uma prainha muito simpática e acolhedora no litoral do Espírito Santo. Até para esquecer um pouco as ameaças que vinham sofrendo.

Em uma noite dessas, depois de um maravilhoso jantar a base de frutos do mar e vinho branco, servido na pousada onde eles estavam hospedados, resolveram dar um passeio caminhando pela areia da praia.

A maré estava muito baixa e a água fazia apenas pequenas marolas.

Como para esses dois tudo é motivo para novas experiências sexuais, em uma troca de olhares já nasceu uma ideia sacana. Olharam para os lados e não viram ninguém. A praia estava completamente deserta.

O leitor já pode imaginar o que aconteceu.

Entraram na água, depois de um dia de muito calor, ela de saia e ele de bermuda e ficaram admirando a lua cheia que acabara de nascer e ia se levantando em uma noite de céu sem nuvens.

Com o mar apresentando apenas pequenas marolas, a água até os joelhos, abraços, beijos, juras de amor eterno, com a Lua por testemunha emitindo aquele facho de luz cor de ouro entre ela e aqueles dois apaixonados, acabou em sexo dentro d'água.

Em pé, Joice de costas para Andrés, com o corpo levemente inclinado para a frente, levantou a saia e, para surpresa do amante, estava sem calcinha. Sempre surpreendendo e pronta para dar prazer ao homem da vida dela.

Recebeu Andrés com volúpia e teve inúmeros orgasmos até ficar saciada. Voltaram mais tarde para a pousada com mais uma experiência inesquecível no currículo dos dois.

No quarto ainda tomaram mais uma garrafa de vinho e fizeram amor mais algumas vezes, agora sem a adrenalina e o risco de serem flagrados ou observados por estranhos.

Como a pousada estava lotada, e Joice havia feito alguns escândalos no quarto durante as brincadeiras pós-ostras com vinho, resolveram na manhã seguinte tomar café mais tarde, quando o restaurante já estava quase vazio, em uma mesa bem discreta. Carregaram as malas e se mandaram de volta para casa.

CAPÍTULO XIV

AMEAÇAS TERRÍVEIS POR PARTE DE LUIZ

Passaram-se vários dias sem mais ameaças. No entanto, o sossego do casal durou pouco. Luiz passou a ligar para o celular de ambos, todas as noites, de hora em hora, falando coisas disparatadas.

— Joice, eu vou acabar com você.

Ela desligava, mas Luiz deixava recados na caixa postal.

— Você vai se arrepender amargamente de ter me trocado por esse coroa impotente, tenho certeza de que ele não dá no couro. Quem disse que vocês serão felizes? A felicidade não existe, não para vocês dois. Se depender de mim, vocês vão morrer infelizes, quem sabe em um acidente terrível.

Joice estava cansada disso e aflita. Não sentia ter forças para lutar contra aquele demônio em forma de gente, que por muitos anos houvera amado.

Andrés sugeriu comprar outra linha, mudar o número do celular.

— Já fizemos isso, lembra? Você tinha uma vasta agenda telefônica, mudou o número, teve muitos transtornos nos negócios por conta disso e de que adiantou? Luiz descobriu o seu novo número. Vamos ter que trocar de chip toda semana? Não acho justo isso.

— Nem eu. – Andrés pousou suas mãos nas de Joice. – Você precisa ser forte, não pode deixar-se abater por um desiquilibrado que não aceita o não de uma mulher. Está dando muita força a essa negatividade que dele emana.

— Complicado. Estamos há algum tempo vivendo uma fase ótima no nosso relacionamento e esse infeliz insiste em nos atormentar.

— Tenho medo de ele ir longe demais, fazer o mesmo que muitos homens que não aceitam o fim de um relacionamento e acabam cometendo atos terríveis em nome do amor que dizem sentir, muitas vezes até o feminicídio.

— Acha que ele chegaria a tanto?

— Ele destruiu o meu carro, fez aquele escândalo no restaurante, continua fazendo ameaças por telefone. Que mais será capaz de fazer?

Andrés pensou um pouco e sugeriu:

— Por que não vamos até uma delegacia da mulher prestar queixa? Você faz um boletim de ocorrência contra Luiz. Arrolamos o vigilante do banco como testemunha e entregamos as mensagens de ameaças deixadas no seu celular. Precisamos arrumar uma maneira de fazê-lo parar. Esse homem foi tão estúpido e desesperado, que nem se importou com alguém presenciando a quebradeira no seu carro e deixou vários recados ameaçadores no seu celular. É prova mais que suficiente para colocarmos um ponto-final nesse tormento.

CAPÍTULO XV

JOICE DENUNCIA LUIZ NA DELEGACIA DA MULHER

— Nunca entrei em uma delegacia de polícia – falou Joice.

— Estamos em uma Delegacia da Mulher, elas estão preparadas para dar apoio e conforto a quem precisa. Sempre tem uma primeira vez – respondeu Andrés. – Vamos, dê-me a sua mão que eu a ajudo a subir as escadas.

Ela estava trêmula e nervosa.

Joice esticou o braço, segurou firme a mão dele e entraram. Uma policial reconheceu Joice e foi toda simpática. Levou os dois até uma salinha.

— A delegada já vem atender vocês.

Eles se acomodaram em cadeiras e Andrés segurou as duas mãos dela com carinho.

Alguns minutos depois a delegada entrou. Era uma mulher na faixa dos 40 anos, muito elegante, olhos verdes grandes e expressivos. Tinha um sorriso encantador.

— Em que posso ajudá-los? – Ela cumprimentou Joice e Andrés. Depois estendeu a mão para Lúcio, que acabara de chegar, o vigilante do banco que seria a testemunha.

— O senhor é...?

— Lúcio, ao seu dispor! Sou a testemunha.

— Muito prazer. Regina Silva Tavares.

A delegada sentou-se na sua cadeira e indagou-os:

— O que fazem aqui? Em que posso ajudar?

Joice estava muito nervosa. Andrés fez sinal para ela se acalmar e tomou a palavra.

— Sabe, doutora Regina, a minha namorada está sofrendo ameaças do seu ex-companheiro.

— Ameaças? Que tipo de ameaças?

— Estou mais calma agora, querido. Posso falar.

Assim ela foi relatando à delegada todas as ocorrências. Contou com havia conhecido Luiz, o tempo que se relacionaram, as escapadas dele, a separação e as ameaças que surgiram depois que ele soube que ela iniciara um novo relacionamento com Andrés. Dos telefonemas, dos prejuízos causados no carro dela, além do constrangimento quando se encontraram pela primeira vez em um local público.

— Tem como provar? Houve testemunhas? – indagou a delegada.

— Sim, este senhor viu tudo e também tenho os recados gravados na caixa postal do meu celular.

— Ele deixou recados ameaçadores?

— Sim, estão todos aqui.

— Parece desesperado e amador mesmo!

Joice revirou a bolsa e pegou o telefone. Ligou para a caixa postal, pegou os recados e entregou o aparelho celular para a delegada. Ela escutou, fez uma cara feia e concluiu:

— Trata-se de ameaças mesmo.

— E então, doutora? É crime, né?

— O Código Penal trata desse assunto. Capítulo 6, dos crimes contra a liberdade individual, artigo 147.

Regina impostou a voz e ditou o artigo, de cor e salteado. Já estava acostumada a atender casos semelhantes quase todos os dias. Ameaçar alguém, por palavra, escrita ou gesto, ou qualquer outro meio simbólico de causar-lhe mal injusto e grave. Pena: detenção de um a seis meses, ou multa.

— Podemos fazer um boletim de ocorrência?

— Sem a menor sombra de dúvidas – respondeu a delegada.

— Esse homem também pode ser enquadrado nos artigos que versam sobre crimes contra a honra? – indagou Joice.

A delegada abriu um largo sorriso e respondeu.

— Você é uma mulher bonita, inteligente e bem-informada.

— Ele também pode ser indiciado por difamação e injúria, além de depredação do patrimônio de terceiros.

— E não é tudo a mesma coisa delegada? – perguntou Andrés confuso.

— De forma alguma. Difamação e injúria são crimes contra a honra. Já ameaça é crime contra a liberdade individual. As diferenças são as seguintes: difamação ocorre quando alguém ofende a reputação de outra pessoa, tece comentários que têm por objetivo exatamente difamá-la. Injúria ocorre quando alguém ofende a dignidade e o decoro de outra pessoa, principalmente insultando-a, proferindo ofensas verbais. E, ainda, há, evidentemente, o crime de dano, pelos estragos propositadamente causados em seu veículo. A pena para esses crimes varia de um mês a três anos de prisão, mas podem ser convertidos em multa ou cestas básicas. Infelizmente a justiça é branda e quem comete esse tipo de crime opta pela compra de algumas cestas básicas para doar a instituições de caridade.

— Eu posso também solicitar uma medida protetiva, inibindo assim a proximidade dele?

— Com certeza a justiça emitirá essa garantia que a lei disponibiliza nesses casos.

— Sei que há fatos muito mais relevantes aqui na delegacia, no entanto, queremos tão somente a paz em nossas vidas – interveio Andrés.

— Vou encaminhá-los para outra sala, onde uma policial vai registrar a queixa. E mais uma coisa – ajuntou a delegada –: não tenham em hipótese alguma vergonha de contar tudo, sem omissões, sem mentiras, porque todo e qualquer detalhe sempre é muito importante na caracterização do delito.

Ela encarou Lúcio e perguntou:

— Importa-se de ser arrolado como testemunha?

— Por certo – ele fez um gesto afirmativo com a cabeça. – Eu vim aqui para dar o meu depoimento, para servir de testemunha.

Depois da conversa finalizada, a delegada informou que o boletim de ocorrência iria ajudar na apuração dos fatos, mas não poderia dar garantia de paz que Joice tanto procurava.

— Ele vai ser chamado para depor? – perguntou Joice.

— Sim, vou expedir uma convocação hoje mesmo, Luiz será intimado o mais breve possível. Aí vamos ouvir a versão dele sobre as denúncias.

Andrés exasperou-se.

— Luiz arrebenta todo o carro dela, temos testemunha, nos importuna com ameaças via telefone todos os dias e ainda terá a chance de contar a sua versão? Com certeza mentirá para não se incriminar.

— Em fase investigatória temos que ouvir os dois lados, reunir as informações e enviá-las para o Ministério Público, para uma análise e posterior remessa ao Juiz da Comarca, é assim que funciona.

Andrés meneou a cabeça para os lados como se estivesse indignado.

— Desculpe-me, delegada. Por que tudo é tão moroso? As coisas não poderiam ser mais simples?

— Infelizmente, não.

— Temos que seguir os trâmites legais e dar amplo direito de defesa ao acusado. Pense que poderia ser você o acusado e não gostaria de ser condenado sem poder se defender. Ainda vivemos em uma democracia.

Eles se levantaram e se despediram dela.

— Fiquem sossegados, eu vou ser rápida e discreta na condução desse caso, já que vocês são pessoas conhecidas e influentes na cidade, sei que não querem publicidade. Farei o possível para que não vaze para a imprensa.

— Obrigado, delegada.

Despediram-se e ela finalizou:

— Cuide bem da sua namorada. Tranquilize-a. Farei o possível para que ela não seja mais importunada por esse cidadão. Tenho carinho e admiração por mulheres que têm a coragem de denunciar tais abusos por parte de ex-companheiros. Ela é uma pessoa do bem e como tal deve ser amparada pela lei.

Em outra sala, Joice repetiu todas as informações anteriormente citadas na conversa com a delegada, e o boletim de ocorrência foi finalizado.

CAPÍTULO XVI

LUIZ RECEBE INTIMAÇÃO PARA DEPOR

Luiz recebeu a intimação poucos dias depois na sua mesa de trabalho. Ele estava pensando em como incomodar mais uma vez os dois pombinhos.

— Adoro importunar o casal vinte. Vou fazer isso até causar a separação e ter a Joice de volta nos meus braços, aí sim ela vai me pagar caro.

O oficial de Justiça lhe entregou o envelope e pediu que assinasse o protocolo de recebimento. Luiz abriu e soltou um sonoro grito.

— Você está nervoso? – perguntou um colega de trabalho.

— Nervoso? Estou é possesso. Esses covardes tiveram a coragem de prestar queixa contra mim!

— Sim, parece que é o que está escrito na intimação.

— No boletim de ocorrência consta tudo, desde o dia em que nos conhecemos, as nossas intimidades, os locais frequentados, as ameaças por telefone. Como fui tão amador deixando recados na caixa postal? Como pude ser tão cego, quebrando e riscando o carro dela em público e em pleno dia? Estou ferrado se não negar tudo. Mas esse tipo de intimação não dá em nada. No máximo umas cestas básicas e alguma multa. Talvez eu nem apareça para depor, eles que vão se lascar.

— Nem pense nisso, seria muito pior. Com a justiça não se brinca – comentou o amigo ao lado.

Luiz bufava de rancor. Até uma espuma formou-se no canto da boca.

— Malditos! Miseráveis! Eles expuseram a minha intimidade com a Joice em um boletim de ocorrência. Quem eles pensam que são?

— Não acha que você foi longe demais? – perguntou outro colega de trabalho.

— Aquilo era para ser só um susto, usei celulares pré-pagos para as ligações. Cada semana eu usava um número diferente. Mas aí no boletim de ocorrência diz que eu deixei vários recados gravados, fui cego de ódio e agi como um imbecil. Até parece que estava possuído por um espírito do mal. Essas coisas acontecem, ouvi falar sobre pessoas que fazem as mais variadas bobagens quando estão sendo usadas por seres das trevas. Vou usar essa balela para convencer a delegada de que não fui eu mesmo que pratiquei tais atrocidades. Foi um deslize, eu sei. Mas não prova nada. Posso afirmar que deixei recados por engano, que não era para ela e tal. Eu me faço de tonto, desligado, entende? Vai ser a minha palavra contra a deles. E quer saber de uma coisa?

— O que está tramando?

— Não vou comparecer ao depoimento no dia marcado, só para atormentá-los mais um pouco. Arrumo um atestado médico, alego que estou doente.

—As coisas não funcionam bem assim. É melhor você encarar a realidade. Ser homem para responder pelos seus atos, assim como foi para provocá-los ou o que está ruim, pode piorar ainda mais, pense bem!

— Como se atreveram? Foram até a delegacia! Como são covardes! Estão se borrando de medo. Eles vão ver do que eu sou capaz!

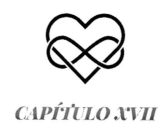

CAPÍTULO XVII

O DEPOIMENTO DE LUIZ

No dia e hora agendados na intimação, Luiz apareceu para depor. Comportou-se como se fosse outra pessoa. E de fato parecia que havia incorporado um personagem, afável, educado e moderado.

Fez um ar de sério, fala mansa, pausada e trejeitos bem delicadamente ensaiados.

A delegada Regina fazia as perguntas e ele negava na maior cara de pau. Por fim, de maneira muito dócil, afirmou que o boletim de ocorrência fora um exagero por parte de Joice, não precisava nada daquilo, era só sentarem e conversarem. Tudo teria sido resolvido amigavelmente. Afinal, conheciam-se desde adolescentes.

Quando a delegada mostrou a cópia dos recados que ele havia deixado na caixa postal, transcritos e gravados, desconversou, fez cara de desentendido.

— Não tenho a menor ideia de quem se trata.

— Não reconhece a própria voz ao telefone?

— Não é a minha voz. Eu juro, uai, não tenho a menor ideia de quem possa ter feito isso.

No fim do depoimento, Luiz assinou alguns papéis e saiu da delegacia soltando chispas de ódio pelas ventas, mas ciente de que aquela brincadeira havia ido longe demais e teria que arcar com as consequências. *"Eu só queria infernizá-los um pouco, não sou uma pessoa tão má, apenas amo demais aquela mulher, meu problema é não saber perder no jogo do amor"*, pensou Luiz.

Alguns dias depois, ele foi chamado ao Fórum local para receber a decisão judicial sobre a ocorrência em que fora arrolado:

- proibição de aproximação a menos de cem metros de Joice;
- cinco cestas básicas para doação a entidades filantrópicas previamente escolhidas pela justiça;
- multa de cinco mil reais por assédio moral;

- pagamento das despesas totais com o conserto do carro de Joice.

Saiu de lá desolado e arrependido com atos tão sombrios praticados contra a mulher que um dia tanto amou, mas precisava desapegar para sempre, havia negligenciado e a perdido por culpa exclusiva dele.

Andrés e Joice foram comunicados da sentença e nunca mais foram importunados por Luiz. Puderam finalmente caminhar juntos, com o amor e respeito que mereciam.

Luiz também recomeçou a sua vida ao lado de outra mulher. Tudo graças à coragem de Joice em denunciar no tempo certo, antes que o pior acontecesse, como todas as mulheres ameaçadas deveriam fazer.

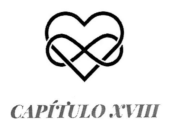

CAPÍTULO XVIII

JOICE SURPREENDE ANDRÉS NO DIA DO SEU ANIVERSÁRIO – UM PRESENTE INESPERADO

Certa noite, para dar uma apimentada ainda maior na relação, se é que era possível, também para comemorar o desfecho dos recentes acontecimentos, Andrés convidou Joice para voltarem ao motel aonde tinham ido da primeira vez e fizeram amor a noite toda.

Passou no apartamento dela lá pelas 19h e, para surpresa absoluta dele, ela estava vestida de cigana, com uma saia comprida, muito floreada, brincos grandes, colares, pulseiras coloridas e tudo o que tinha direito.

Era o dia do aniversário de Andrés e ela queria surpreendê-lo completamente.

Iam tranquilos pela grande avenida que levava ao motel, quando de repente eis que surge uma blitz policial, e todos os veículos estavam sendo parados.

— Tudo bem – falou Andrés –, sempre estou com a documentação em dia, não vai acontecer nada.

Mas como as placas do carro eram de BH, o policial solicitou a documentação do veículo e pessoal do motorista.

Andrés colocou a mão no bolso, nada... Procurou no porta-luvas, nada... — E agora?

Finalmente lembrou que havia deixado a carteira com todos os documentos na mesinha de cabeceira do hotel onde estava hospedado. Na ânsia de sair logo para encontrar a namorada, esqueceu completamente.

Foram convidados a saírem do carro, ela naqueles trajes, parecendo uma cigana legítima. O policial só reconheceu a amiga da esposa dele momentos depois.

Foi um constrangimento geral, mas ele era boa gente e, percebendo a saia justa de Joice, autorizou os dois a darem meia volta e irem até o hotel para apanhar a carteira, sem a devida aplicação da multa.

Com a maior cara de pau, os dois pegaram outro trajeto e acabaram chegando finalmente ao destino tão ansiado.

Mas as surpresas ao aniversariante ainda não estavam completas. Joice havia saído de casa sem calcinha por baixo daquela saia comprida, daí o motivo de ela ter ficado tão desconcertada quando o policial mandou ambos descerem do carro. Além do traje incomum que estava usando, estava recebendo um ventinho da noite outonal sem filtro.

Ainda bem que o policial era muito discreto, e não contou nada para a esposa, que nunca fez nenhum comentário com Joice, uma vez que ela era a manicure da falsa cigana.

Foi apenas um acidente de percurso que não abalou em nada a volúpia daqueles dois malucos.

Chegando ao motel adentraram a suíte trêmulos de excitação e paixão.

Fizeram amor a noite toda, ora com a saia nas costas, ora agachada cobrindo todo o corpo do namorado, brincando de cabaninha.

Primeiro Joice abriu os botões da camisa azul de Andrés, deixando à mostra o peito nu do amante. Passeou com seus dedos por entre os cabelos do peitoral, puxando-os de maneira provocante; arrancou a parte inferior da camisa do interior das calças e fazia isso sem deixar espaço aparente entre os corpos. Sempre buscando tocar e esfregar-se na musculatura do amado.

Soltou a cinta que prendia as calças, deixando-as cair. Tocou a espada, que já estava em posição de sentido, com gestos precisos e provocativos, olhando sempre com firmeza nos olhos da presa. Decidida falou:

— Renda-se! Agora vou ler a sua sorte! Tirou um lenço instalado entre os seus seios pequenos, mas entumecidos, colocado ali propositadamente antes de sair de casa. Amarrou as mãos de Andrés, mandando-o esticar-se na cama entre os travesseiros.

Ali instalado, aquele corpo desnudo, com a masculinidade exposta e ativa, pulsando de desejo, teve que se controlar em seu ímpeto e ouvi-la:

— E este, meu doce amado, é o meu presente! Sou a sua sorte!

Assim dizendo, começou a dançar ao som da água da cascata que caía suavemente na piscina da suíte, descia... girava... Tirou uma manga e jogou para o amado, fingia que ia ao seu encontro, parava abruptamente e arrancava a outra manga. Novo giro e mostrava um pedaço das coxas, chegava perto e alisava o ventre masculino com a ponta do dedão do pé esquerdo. Outro rodopio, mexia os ombros insinuantes, deixando à mostra um colo convidativo, quase saltando fora do decote.

Um giro rápido, outro giro e mais um, as saias rodando subiam e desciam mostrando alguns caminhos para o mistério do amor. O vento dos panos era um alento para o amante de mãos atadas, suando e latejando de desejo.

Cada volteio e manejo dos quadris permitiam vislumbrar centímetros daquele corpo já bem conhecido e sempre tão surpreendente. Então, Joice arrancou o cinturão vermelho e, ao depositá-lo perto de Andrés, sentou sobre seu sexo, abrindo suas saias como um manto arredondado por sobre as pernas e parte do ventre do aniversariante. E ali começou a requebrar os quadris em ritmo de dança, de modo extremamente sensual, cuidando para não largar todo o seu peso, mas chegando perto o suficiente para sentir o corpo do amado e permitir que o seu calor também chegasse à pele de Andrés.

Devagar, tirou o sutiã liberando os seis intumescidos. Promoveu outros requebros ardentes e, vendo o desespero do amado, que de mãos atadas a olhava devorando-a centímetro por centímetro, enternecido e enfurecido por estar proibido de tocá-la, parou de evitar e finalmente encostou seu corpo no corpo dele, que escancarou um sorriso ao perceber que não havia nada embaixo das saias floreadas.

Ela própria, ao encostar no ventre do amante, já estava desaguando de desejo retido, mas conteve-se.

Alcançou a taça de vinho e sorveu um pouco do precioso líquido, depois tocou os lábios nos dele, pedindo assim que fossem urgentemente sugados...

Então, nesse instante, Andrés, em gesto firme e seguro, rebentou o lenço negro que prendia os seus pulsos. Retirou a amada do ventre, instalou-se sobre os travesseiros e rasgou o tecido das saias preso na cintura da malvada, que antes tremeluziam sedutores. Livres dos panos, sob o som da cascata, disse à amada:

— Se és meu presente... quero desfrutá-lo, sem amarras, livre de laços e de fitas...

E dando sua gargalhada habitual, tomou-a uma, duas, três vezes dizendo:

— Eu estou apaixonado por você, mais que ontem e menos que amanhã!

— Deita assim, amor. Quero só encaixar o meu corpo no seu.

Virou a cabeça dela para trás:

— Está cansada, Joice? - riu. - Eu não.

E começou tudo de novo. As pernas da Joice são lindas, os quadris da Joice são maravilhosos, a bunda da Joice...

— Um dia você vai me deixar provar? - alisou seu traseiro e mordiscou o pescoço.

— Não existe "um dia", essa noite eu sou o seu presente, esqueceu?

— Então eu quero agora.

— É todo seu, mas com muito cuidado, tenho medo que me machuque.

— Alguém já te machucou, amor? São uns incautos insensíveis, não sabem dar prazer a uma mulher.

— E você se considera um perito no assunto? Não parece...

— Não sou perito em nada, mas tocar o corpo de uma mulher com carinho é como executar uma bela sinfonia, tem que estar perfeitamente sintonizado com ela, ouvir seus acordes, sentir as teclas sob os dedos.

Beijou o pescoço de Joice e se encaixou no corpo dela para testar.

— Está sentindo? Estou te machucando?

— Não, mas é melhor parar por aí. Estou com medo! Nunca fiz isso antes.

— Fique relaxada, eu trouxe um óleo para massagear o seu corpo, já saí de casa cheio de más intenções...

Andrés derramou um pouco do óleo na mão.

— Tem cheiro de flor. Deite de bruços que eu vou massagear as suas costas e nádegas. É relaxante, você vai adorar – disse sentando-se sobre as coxas dela. –

Joice, Joice! – sussurrou em seu ouvido e beliscou a bunda dela. Ela abriu os olhos. – Não é para dormir, é só para relaxar. – deu outro beliscão. – Nem parece que está com medo!

— Estou com um misto de medo e extremo excitamento para experimentar a novidade com o homem escolhido para viver o amor em sua plenitude.

— Agora deite de lado, eu vou começar a machucar você de um jeito que nunca mais vai esquecer, vai querer sempre mais.

Besuntou-se de óleo.

— Vou entrar bem devagarinho, se doer fala que eu paro na hora, só mais um pouquinho... Mais um pouquinho só.

Segurou os quadris dela e trincou os dentes para se controlar, estava a ponto de explodir de tanto desejo. Joice gemeu baixinho. Ele besuntou mais um pouquinho com óleo:

— Eu vou fazer com muito carinho.

Joice movia os quadris, cada vez mais excitada com a novidade e o toque das mãos em volta da cintura.

— Assim, amor, assim... Mexe, vai... Eu já estou todo dentro de você...

Ela emitiu gemidos curtos, movendo os quadris cada vez mais rápido e descontraída, já totalmente relaxada, e ele acelerou o movimento...

Ele a olhava cada vez mais encantado enquanto ela movia os quadris.

— Gostosa da minha existência... Isso está sendo demais... Eu nunca senti tanto prazer na minha vida. Como é gostoso...

Joice segurou na beira da cama e estremeceu de prazer em um orgasmo nunca antes experimentado, inclusive molhando a cama, outra experiência que ela já havia lido muito sobre isso, mas nunca tinha acontecido até então.

Ele apertou seus quadris com as duas mãos e a puxou com força contra si, emitindo um som gutural, quase selvagem de prazer.

Ficou quieto, esgotado, com a cabeça apoiada nas suas costas, respirou fundo e saiu devagar de dentro dela:

— Te machuquei, amor? Fala comigo.

— Não, não machucou.

— Por que não fala nada então? Eu gosto de falar quando termino de fazer amor com você.

— Porque eu não tenho o que falar, eu adorei a experiência com você, realmente você é um especialista no assunto e eu quero repetir muitas e muitas vezes.

Fizeram amor algumas vezes ainda, depois dormiram, sentindo um a pele do outro.

O som da cascata foi a orquestra regendo aquele momento de amor legítimo, desses em que se percebe um sentimento tão sublime e arrebatador, que a própria natureza vem e conspira para a beleza plena... Nesse momento em específico, a cascata pareceu entender a mansidão dos que se esgotaram no amar e, no silêncio da noite, fez suas águas descerem calmas... suaves... cúmplices de um casal que se ama.

Saíram no dia seguinte para as suas rotinas, renovados e ainda mais apaixonados.

CAPÍTULO XIX

FLAGRANTE NA PISCINA

Em uma tarde, quase noite, Andrés estava fazendo uma limpeza na piscina da casa dele, quando Joice chegou para mais uma noite romântica.

Precisava comprar um novo equipamento de limpeza automática, mas só vinha esse pensamento na hora em que ia passar o aspirador. Precisaria anotar em uma agenda e providenciar a aquisição. Talvez fosse melhor deixar assim mesmo, pois para ele era sempre uma terapia de final de tarde quando voltava cansado do trabalho.

Também não era nenhum problema desenrolar as mangueiras guardadas no galpão da piscina, encaixar todas as peças e ligar o motor.

Joice ficou olhando de longe, sem ele perceber, e pensou que sempre sonhou com um homem que não pensasse em outra coisa que não fosse ela quando estivesse em seus braços. Que se perdesse nela, como ela se perdia nele. Que a fizesse saber que estava tão concentrado nela quando a acariciava, que não havia espaço para mais nada em sua mente ou coração.

A maneira como ele murmurava seu nome, suave e profundamente, a deixava arrepiada.

— Andrés, o que você está fazendo?

O cabo do aspirador quase saltou da mão dele pelo susto que levou. Ele levantou a cabeça abruptamente e deparou-se com sua namorada sorrindo, parada com as mãos nos bolsos da calça jeans, que delineava aquela silhueta maravilhosa. Ela estava com os cabelos soltos e uma blusa bem decotada. Resistiu ao impulso de saltar em cima dela e arrancar a sua roupa.

— Oras, estou misturando uma sopa. O que mais poderia ser?

— Por que faz isso pessoalmente? – ela o alcançou com passos decididos, pegou a cabo do aspirador. – Você não tem um empregado para cuidar disso?

— Para ser franco, não. Dispensei o rapaz no início do mês e desde então venho fazendo isso sozinho. De qualquer forma, posso muito bem dar conta desse serviço e me faz muito bem até, se quer saber!

Ele a afastou para o lado e começou a passar o aspirador.

— Por que não desativa a piscina? Já que mora sozinho e as filhas não têm vindo mais o visitar.

— Porque gosto de nadar no verão, mesmo só. Você também pode dar um mergulho, se continuar me desafiando, eu mesmo vou lhe atirar dentro d água.

— É mesmo? Quer tentar me jogar na piscina? – ela conseguiu se afastar três ou quatro metros, antes de ser agarrada pela cintura e levantada.

— Foi você quem começou a me provocar – resmungou ele, entre risos abafados.

— Tem razão, mas vai ter que esperar eu tirar essa calça apertada.

— Lavarei e secarei ela depois, não se preocupe.

Joice observou o mundo girar, enquanto ele a virava em seus braços.

— Ora, Sr. Litwin, é tão dominador, tão forte... Mas o que vai fazer comigo?

A diversão se transformou em medo quando ela percebeu para onde iam e qual era a intenção dele.

— Andrés, isso não tem nada de engraçado.

— É apenas meu senso de humor quando me provocam – comentou ele, enquanto se encaminhava para a beira da piscina com ela nos ombros.

— Não faça isso. Estou falando sério, Andrés Litwin. – Em autodefesa, ela o agarrou pelo pescoço. – Juro que vai pagar muito caro se ousar...

— Prenda a respiração – ele sugeriu, saltando na água.

Mas Joice ainda gritava quando caiu, engoliu água, levantou-se engasgada.

Enquanto ele, distraído, caía na gargalhada, a água escorrendo, ela mergulhou entre suas pernas, agarrou firme onde um homem é mais vulnerável e apertou com força. Pôde ouvir o eco dentro d'água, abafado e desesperado do grito de Andrés, sorriu e puxou-o mais ainda.

Andrés, já recuperado, fitou-a com os olhos contraídos.

— Quer uma luta, meu bem?

— Aceito, você vai perder.

— Quer apostar?

Ela era muito mais rápida do que ele imaginara, mais ágil, sabia nadar.

Andrés sabia que ela zombava dele, pela maneira como se esquivava no último instante, mergulhando para o fundo. Era impressionante a maneira como ela conseguia mudar de direção bem na hora em que ele ia agarrá-la. Voltaram à superfície, olhando-se como dois gatos em uma disputa.

— Uma calça jeans molhada dificulta os movimentos, mesmo assim não consegui pegar você de jeito.

Ela plantou os pés no fundo da piscina e esperou. A água escorria do seu cabelo, grudava o tecido fino da blusa nas curvas altas e cheias dos seios, no tronco torneado, na perfeita projeção dos quadris. No Sol da tarde, os cabelos molhados se enroscavam e brilhavam como o ônix.

— Agora você está jogando sujo – murmurou Andrés.

Parado na frente de Joice, ele passou as mãos pelas coxas, quadris, flancos, bunda e deixou-as paradas sobre os seios.

— Não podemos, pode chegar alguém.

— Só vou beijá-la.

As mãos de Andrés desceram pelas costas de Joice, alcançaram a bunda, levantaram-na. Em seguida os dois flutuavam de novo.

— E acariciá-la. E levá-la à loucura.

— Ai, ai, ai!

A cabeça de Joice girava, estava vazia quando os dentes dele pegaram seu lábio, puxaram bem de leve, depois mordiscou os dois mamilos.

— Se isso é tudo...

Ela se envolveu por completo, deixou que a levasse pela água morna. Mas foi a sua boca que se tornou mais faminta, ansiosa, procurando e tornando a procurar. As línguas se encontrando, se emaranhando, as respirações acelerando cada vez mais.

A necessidade fazia o corpo de Andrés vibrar como as pancadas em uma bigorna. Joice o destruía pouco a pouco, as pernas apertavam com força, os corpos grudados, seus quadris se mexendo sedutores, de tal forma que sexo roçava em sexo.

— Joice...

Mas ela respondeu com um gemido impaciente, enfiando as mãos por dentro da bermuda de Andrés, mordendo seu pescoço. Ele sentia a virilha latejar como um corte infeccionado.

— Espere um pouco.

— Eu o desejo – a voz de Joice saía rouca, seu hálito era quente contra a pele de Andrés. – Quero você agora.

A mente de Andrés esvaziou-se quando as bocas tornaram a se encontrar. Ele queria continuar a afundar, cada vez mais, daquele jeito, com as bocas unidas.

Afundar para um mundo em que o ar não importasse, a luz não importasse. Onde não houvesse mais nada além daquela necessidade doce e intensa.

Quando tornaram a aflorar à superfície, Andrés sacudiu a cabeça, tentando desanuviá-la.

— Não.

Essa não era a palavra que ele imaginara que pudesse dizer a uma mulher naquelas circunstâncias. E saiu em um sussurro, enquanto comprimia a cabeça de Joice contra o seu ombro. Eu preciso de um minuto.

Ela boiou com ele, tonta de tanto desejo, deslumbrada com o triunfo.

— Eu o esgotei?

— Meu bem, você quase me matou!

Joice balançou a cabeça e riu.

— Eu o esgotei – repetiu ela, radiante. – Não sabia que poderia. É muito bom esse triunfo.

— Fique quieta! – Andrés pegou a cabeça de Joice entre as mãos e tornou a puxá-la para o seu peito. – Acho que criei um monstro e agora terei que domá-lo.

Juntou-se a fome com a vontade de comer.

— Não sei se é bem isso, mas garanto que acionou um interruptor que nem eu sabia que tinha. E gostei, gostei muito! – ela riu de novo e arqueou-se para trás. – Agora vamos tirar essas roupas e fazer amor nessa água completamente nus?

Joice tornou a se empertigar, a água escorrendo das roupas que já estavam em suas mãos para depositar na borda da piscina.

— Vamos fazer uma loucura hoje!

Ele já estava pronto para fazer uma loucura quando ouviu passos e percebeu um movimento na escada. Com a devida sutileza, assim ele esperava, mudou a posição das mãos, torcendo para não estar segurando qualquer parte imprópria da sua namorada.

— Pai!! Que pouca vergonha é essa? Você não está respeitando o local onde minha mãe cuidou e amou por tantos anos, que safadeza é essa? Depois de maduro resolveu virar um moleque desavergonhado?

— Calma, filha! Estou na minha casa, com a minha namorada, minha futura esposa, não esperava a sua chegada sem avisar.

Como a filha mais velha, Sônia tinha as chaves da casa, chegou sem avisar e flagrou o casal em uma situação constrangedora.

— Sua casa, vírgula, essa casa também é a nossa casa, esqueceu que só é dono de 50% dela e os outros 50% cento pertencem às suas duas filhas? Além disso, ela representa a memória da nossa infância e da nossa mãe. O senhor e essa daí estão maculando o que para nós é um lugar sagrado.

— Mais respeito, menina! Ainda sou seu pai e essa daí tem nome, vai ser a minha esposa em breve, quer vocês queiram, ou não. Vamos nos casar ainda este ano. No mínimo você deveria ter me avisado que viria me visitar, aí teria evitado esse constrangimento.

— Nunca precisamos avisar que iríamos visitar nossa própria casa. Mas agora parece que isso aqui virou um recanto de nudismo e pouca vergonha, parece um set de gravação de filmes eróticos. Que decepção, papai!

— Não foi assim que eu a eduquei, deve no mínimo respeitar a minha visita e a regra de boas maneiras diz que devemos avisar com antecedência uma visita a quem quer que seja.

O clima ficou pesado, a filha o conduziu para dentro de casa e lhe aplicou uma saraivada de acusações.

Como ele não queria que a situação se complicasse ainda mais, ouviu calado e esperou que ela se acalmasse para dar a versão dele. Mas ficou constrangido por uns dias, magoado pela má educação da filha para com Joice. Desculpou-se com ela, que entendeu e a vida seguiu.

Porém, tomou uma decisão. Assim que se casassem, colocaria à venda a casa que fora da família, construiria ou compraria uma nova para o casal e dividiria a empresa em partes iguais, como manda a lei. Iriam viajar e curtir a vida.

CAPÍTULO XX

EIS QUE SURGE A PANDEMIA DE CORONAVÍRUS...

O horror estava posto diante do mundo todo. O desconhecido, o pavor, a insônia, as úlceras...

Colegas de trabalho se ignoravam e se escondiam por trás de uma máscara que nunca haviam usado, sempre se mantendo distantes uns dos outros, achando que o inimigo, que estava ao seu lado, iria lhe contaminar e condenar à morte.

Secretárias e colegas de trabalho passavam adiante boatos terríveis e recusavam-se a se olhar nos olhos.

Todos estavam tensos, perguntando-se quem seria o próximo contaminado.

Os diretores e gerentes pareciam estressados e evitavam contatos entre si e principalmente com subalternos.

Em breve eles teriam que dar a ordem para o abate de mais um colaborador.

E os boatos continuavam brutais. Cinco funcionários da divisão de contratos foram mandados embora, uma verdade parcial. Foram sete ao todo, pais de família, arrimos de família, uma tragédia que se espalhava dia a dia pelo mundo inteiro.

O ambiente estava tão pesado que Joice saía do prédio sempre que podia e trabalhava com o notebook em casa, o famoso e até então pouco conhecido home office.

Em um dia agradável, sentou-se em um banco da praça da cidade, longe das poucas pessoas que se aventuravam a sair de casa, e observou que as ruas estavam desertas. Parecia que algo havia sugado toda a população e levado para uma outra galáxia. Olhou fixamente para o prédio onde funcionava a empresa de publicidade.

Pensou em quantos teriam vontade de pular. Ela não podia imaginar, mas não era uma delas. A maior empresa de publicidade da região estava encolhendo no caos, como a maioria das concorrentes mundo a fora. Aliás todas as empresas, de todas as áreas estavam paralisando suas atividades.

Ao final do 10º dia de caos e incertezas, Joice foi chamada na sala da Presidência.

— Sente-se, por favor – ordenou o diretor de Recursos Humanos.

Joice sentou-se em uma cadeira ao lado de Miguel, que estava ao lado de Sandra.

Os três gerentes olhavam para os pés, sem conseguir encarar um ao outro, e esperavam pelo pior.

Joice sentiu o impulso de segurar a mão de Miguel, como uma prisioneira apavorava enfrentando o pelotão de fuzilamento.

Pedro, o diretor de Recursos Humanos, jogou-se em sua cadeira e, evitando olhar nos olhos dos companheiros de trabalho, mas desesperado para acabar logo com aquilo, resumiu a embrulhada em que estavam metidos.

— A situação é muito crítica, a maioria dos contratos de publicidade foram cancelados, novos contratos não deverão ser assinados tão cedo.

— Sim, Pedro, a gente sabe disso. Está na primeira página de todos os jornais e as TVs não falam de outra coisa.

— Infelizmente não temos condições de bancar nem mais um mês essa situação sem cortes nas despesas de pessoal. Tudo o que poderia ser feito em termos de redução de custos administrativos já foi feito, só nos resta cortes de pessoal. A empresa se compromete a custear o plano de saúde de vocês por mais um ano e, caso a situação se normalize rapidamente, recontrataremos vocês nesse período, com os mesmos cargos e salários atuais. Mas ninguém sabe ao certo quanto tempo essa pandemia pode durar. Sinto muito mesmo, mas vocês estão dispensados a partir de hoje.

Joice voltou para a sua sala, empacotou lentamente os seus pertences com o coração dilacerado, afinal fora o seu primeiro e único emprego, amava aquela empresa e havia se dedicado de corpo e alma ao trabalho nesses anos todos.

Voltou para casa com os olhos inchados de tanto chorar, largou-se na cama de roupa e tudo e ficou ali o restante do dia, inconsolável.

— O que vou fazer da minha vida agora?

Além de perder aquele emprego onde sabia exatamente o que fazer, mesmo que quisesse um novo trabalho, não encontraria, já que todas as empresas de qualquer ramo estavam fechando as portas e demitindo.

À noite ligou para Andrés e contou o que tinha acontecido, pediu para que ele fosse lhe dar um suporte emocional. Precisava desabafar com alguém.

Andrés também havia fechado as portas da sua loja e dispensado alguns funcionários, com o coração sangrando, mas não tinha o que fazer. A imprensa estivesse fazendo um verdadeiro terror para que as pessoas não se encontrassem. Até as famílias deveriam manter distância umas das outras, não saírem de casa em hipótese nenhuma. Mesmo assim, contrariando tudo, o amor falou mais forte e ele foi ao encontro de Joice.

Quando chegou, encontrou-a com as faces e olhos inchados de tanto chorar, sem se alimentar o dia todo.

— Calma, meu amor, a gente vai dar um jeito nisso, vamos pensar juntos em uma maneira de sair dessa situação. Em primeiro lugar precisamos nos cuidar ao máximo para não sermos infectados por esse vírus maldito. Eu tenho umas economias guardadas para emergências como essa e vou ajudar você.

— Ao menos o plano de saúde a empresa vai manter por um ano – comentou Joice.

— Já é uma boa notícia. O restante daremos conta.

— Mas como vou manter esse apartamento, as parcelas do carro?

— Vai ser difícil para todo mundo, pense que muita gente mora de aluguel, tem filhos em escolas particulares, isso sim é um grande problema. Você é sozinha, o imóvel está quitado e tem a mim, não se esqueça disso.

Joice pensou bastante, analisou a situação geral e ficou mais calma. Ele tinha o poder de expressar a palavra certa na hora certa.

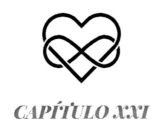

CAPÍTULO XXI

O CASAMENTO DOS SONHOS, MAS COM MÁSCARAS

Joice e Andrés casaram-se em uma cerimônia discreta e apenas no Cartório de Registro Civil.

Apenas os pais, irmãos e testemunhas. Ela não avisara ninguém do seu círculo de amizades, afinal estava proibida qualquer aglomeração de pessoas e ela queria preservá-los de uma possível contaminação.

Não foi o casamento que sonhara a vida inteira, com uma igreja cheia de convidados e uma linda festa para comemorar.

Não houve igreja (as igrejas estavam fechadas por determinação das autoridades sanitárias), mas houve o tule e a seda cintilante. Não houve flores, exceto um buquê de rosas vermelhas que Andrés lhe deu na entrada do Cartório. Não houve música, mas houve lágrimas de felicidade.

Ela disse a si mesma que não importava. Estava fazendo exatamente o que queria e casando-se com o homem que amava.

Talvez fosse egoísmo, mas sentia-se muito bem por cometer esse ato egoísta, não daria para esperar por um tempo indeterminado, até que terminasse essa calamidade que se abatia sobre a humanidade.

Fizera o melhor que podia para animar a cerimônia, insípida e mecânica.

Usava um vestido de seda muito bem elaborado, que mandara confeccionar às escondidas, em uma tonalidade mais intensa do que as rosas que levava, com uma renda no corpete e a bainha abaixo dos joelhos. Estava se sentindo a mulher mais desejada do mundo.

Todos os envolvidos usando máscara e evitando ao máximo a aproximação para não se contaminarem, caso algum deles estivesse com o vírus e não soubesse.

Andrés sorria para ela enquanto colocava em seu dedo a aliança com uma linda pedra de diamante. Sua mão era quente e firme. A voz era clara e adorável, enquanto prometia amá-la, honrá-la e respeitá-la pelo resto dos seus dias.

Joice queria e sabia que seria amada – muito amada – por aquele homem até ficarem velhinhos.

E se tornaram marido e mulher. Ela não seria mais Joice Flores, mas, sim, Joice Flores Litwin. Uma nova identidade, uma nova mulher, uma nova vida.

Não importava que ele tivesse que seguir direto da cerimônia para a empresa, pois havia necessidade da sua atenção, já que todos os funcionários remanescentes estavam em casa.

Ela compreendia, melhor que ninguém, as demandas e necessidades do agora marido.

Fora ideia dela um casamento rápido e discreto, no meio da semana.

Teria tempo para preparar a suíte da casa onde agora iriam viver como casal, onde passariam a noite de núpcias. A lua de mel fariam em uma viagem posterior, assim que a pandemia acabasse.

Joice queria que tudo fosse perfeito.

Havia agora flores, muitas pétalas de rosas sobre a cama, orquídeas e narcisos no quarto, além de um suave perfume de jasmim que vinha das velas e dava uma atmosfera de romantismo.

Para seu próprio prazer, ela arrumou-as pessoalmente em vasos espalhados pela suíte, havia até um cesto de hibiscos no banheiro.

Uma dúzia de velas aromáticas esperava para serem acesas, todas brancas. Uma garrafa de espumante da Serra Gaúcha estava gelando em um balde de cristal. Um CD tocando baixinho para aumentar o clima romântico.

Ela se permitiu tomar um banho bem demorado na banheira de hidromassagem, com óleos perfumados. Passou creme e um talco suave no corpo, apreciando o ritual feminino. Acrescentou um perfume delicioso a cada ponto de pulsação.

Assim como o quarto e a noite, queria que seu corpo estivesse perfeito para o marido. Escovou os cabelos, até ficar com os braços dormentes.

Depois, experimentando todo o prazer, vestiu o penhoar de seda azul e renda branca, comprado especialmente para essa noite.

Ao contemplar o reflexo no espelho de corpo inteiro, soube que parecia uma noiva feliz. Fechou os olhos e sentiu-se extremamente excitada. Como esperou por aquele momento em sua vida! A mais linda noite da sua vida.

Finalmente saberia como era ser casada de verdade, com o homem que amava e desejava a cada pensamento.

Andrés chegaria e a contemplaria com os olhos faiscando de desejo e paixão. Ele seria gentil, terno e amoroso como fora nas vezes anteriores que fizeram amor. Quase que podia sentir os dedos longos e hábeis dele deslizando por sua pele macia e perfumada. Ele diria em seu ouvido o quanto a amava, o quanto a desejava e estava feliz. E depois haveria de levá-la para a cama, carregando-a nos braços como ela via nos filmes românticos, onde demonstraria todo o seu amor.

Com paciência, ternura e ardor.

Por volta das 20h ela já estava ansiosa, olhava para o relógio a cada dois minutos.

Por volta das 21h ela estava em ebulição, tamanha era a excitação que sentia.

Às 22h, já estava ficando apreensiva. Logo ele chegaria, mas já deveria estar em casa. Será que tinha acontecido um acidente? Será que furou um pneu? Será que o trânsito estava parado justamente naquele dia? Tais pensamentos já estavam esfriando a surpresa que ela tinha preparado para receber o marido pela primeira vez como casados.

Joice já estava completamente desesperada quando ouviu o ronco do motor do carro dele estacionando na garagem.

Antes que ele pudesse abrir a porta, Joice já estava lá, puxando-o e caindo em seus braços.

Sempre o espantava constatar como ela era linda e firme. Por mais familiar que aquele corpo tivesse se tornado para ele, tocá-la daquele jeito sempre o levava de volta para aquela primeira noite no motel.

Tinham percorrido um longo caminho desde aquele primeiro encontro, tiveram alguns percalços, mas o sexo continuava tão intenso e doce quanto fora no tempo em que ambos se entregaram pela primeira vez.

Ele beijou-a sofregamente, aspirou aquele perfume delicado e ficou ainda mais extasiado. Pegou-a no colo como ela havia imaginado e levou-a até o quarto, colocando-a carinhosamente na cama sem abandonar o beijo ardente que estavam tendo desde o momento em que ela abriu a porta.

Joice arrancou a camisa dele com um puxão brusco e desesperado, extraindo os botões que rolaram pelo chão, abriu o zíper da calça com uma volúpia nunca vista por Andrés e despiu-o totalmente sem, no entanto, desgrudar os lábios dos dele.

Andrés, com a experiência que tinha, queria deixá-la ainda mais excitada e foi tirando peça por peça da pouca roupa que ela vestia, beijando e passando a mão carinhosamente por cada ponto sensível de Joice, fazendo-a estremecer a cada beijo.

Depois de cumprir todo o ritual que uma boa preliminar demanda, Andrés olhou-a nos olhos e disse:

— Preciso tomar um banho urgente, estou suado e malcheiroso do trabalho e de um dia longo de compromissos emocionantes.

— Você não pode fazer isso comigo, não é justo, estou com o sangue fervendo e as partes sensíveis pulsando. Eu o quero assim mesmo, agora e com esse cheiro de homem das cavernas.

Rolaram pela cama, pernas e braços emaranhados, as bocas tornando-se novamente famintas.

Quando Joice ficou por cima, ele pôde ver o imenso prazer refletido em seu semblante, seus olhos brilhavam.

Ela mudara muito pouco. A pela morena, aveludada, parecia um pêssego maduro, delicadamente corada pela paixão e excitamento que a esquentava.

Andrés ergueu-se, contornando os mamilos dos seios dela com beijos lentos e suaves.

Quando ela deixou a cabeça pender para trás, ele sugou-os, sôfrego, excitado pelos murmúrios de desamparo que ela deixava escapar.

Com Joice ele procurava a beleza. Com Joice ele a encontrava e se apaixonava cada vez mais.

Com Joice ele procurava volúpia, com Joice ele encontrava a cada toque.

Estendeu as mãos para os quadris dela e segurou com firmeza. Deixou que ela ditasse o ritmo, ajudando-a no movimento frenético e uniforme, como uma amazona experiente montando seu alazão. Deixou que ela o levasse para onde quisesse ir.

Fizeram amor de todas as maneiras que já haviam experimentado, inclusive aquela novidade que ela havia presenteado Andrés no dia do seu aniversário e gostara tanto, que prometera repetir outras vezes.

Nua, saciada, ela esticou-se na cama, depois enroscou-se em Andrés.

— Não acha que deveríamos comer alguma coisa? Você deve estar faminto, depois de um dia de trabalho e muitas emoções.

— Eu tinha até me esquecido desse detalhe, você me surpreendeu na chegada, esgotou-me totalmente que não sei se terei forças para levantar da cama, tomar um banho e comer alguma coisa.

— Tome o seu banho bem reconfortante enquanto eu peço uma comidinha bem gostosa pelo celular.

"Eu adoro ostras e sei do efeito que ela causa em mim, vou pedir gratinadas", pensou ela malandramente.

— Tenho mais uma garrafa de espumante na geladeira. Aliás, nem tomamos esta aqui, esquecemos o mundo, mas depois vamos saborear e brindar o nosso casamento.

Enquanto Andrés tomava o seu banho bem demorado e revigorante, a comida chegou e eles jantaram ali mesmo na cama, degustando aquela bebida deliciosa que por tanto tempo esperou na mesa de cabeceira.

Descansaram por um bom tempo de mãos dadas, conversando e relembrando as palavras do oficial do cartório, dos momentos inesquecíveis do casamento que levariam para o resto das suas vidas.

Mais tarde, já refeitos e alimentados, porém com o efeito das borbulhas do espumante e o resultado das ostras, o fogo de Joice voltou com tudo. Fizeram amor já de madrugada, agora de forma lenta e carinhosa, uma dança deliberada. Sussurrando o nome dele e o quanto ele significava para ela, Joice entregou-se completamente. Depois, caiu no sono com a cabeça recostada no peito dele, acalentada pelo ritmo constante dos batimentos cardíacos. Acordou duas vezes: um pouco depois das 2h da manhã e antes do alvorecer. No silêncio daqueles momentos, encarou-o dormindo, ainda pasma por terem se tornado um casal, e mais certa do que nunca de que cada um deles era exatamente aquilo de que o outro precisava.

Os olhos meio fechados podiam ver o Sol entrando pelas janelas. Queriam fingir que era uma manhã de domingo, sem nada para fazer, em que poderiam continuar na cama até quando quisessem, mas tinham compromissos a cumprir.

Andrés foi para a empresa tentar alguma maneira de continuar atendendo seus clientes por meio de vendas por e-commerce. Precisava manter a loja gerando renda para não demitir todos os funcionários.

Joice ficou em casa pensando em como encontrar uma atividade freelance que a mantivesse ocupada e tendo a sua própria renda.

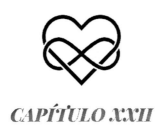

CAPÍTULO XXII

FINALMENTE A LUA DE MEL TÃO ESPERADA

Agora com a pandemia dando uma trégua, finalmente puderam construir a própria casa, onde queriam formar uma nova família.

Andrés vendeu a casa antiga e dividiu os valores exatamente como estava definido no inventário.

Como a situação com a filha mais velha tinha ficado um pouco estremecida, marcou uma reunião com as duas filhas e os dois genros e definiram também a administração da empresa. Todos entenderam que já era hora de ele refazer a sua vida e apoiaram a escolha por Joice, que haviam conhecido melhor, aprendido a admirar e gostar.

Sônia foi até a casa deles e pediu desculpas pelas grosserias que havia cometido naquele fatídico dia da festa na piscina...

Ficou decidido que Andrés continuaria sendo o diretor e presidente, porém a filha mais nova, Sofia, iria administrar a loja enquanto ele estivesse fora.

Como a pandemia arrefeceu e a regra de distanciamento fora relaxada, eles puderam realizar a tão sonhada viagem em lua de mel pelo Brasil.

Andrés e Joice saíram de Belo Horizonte de carro, sem data prevista para voltar. Mas já tinham previamente traçado um roteiro, onde conheceriam muitos lugares paradisíacos e desfrutariam de dias e principalmente noites maravilhosas.

Queriam conhecer o Sul do país, com suas belas praias, serras e planaltos, provar da gastronomia tão bem falada nas informações colhidas de reportagens turísticas.

No retorno também haviam programado um passeio pelo inigualável Pantanal sul-mato-grossense, seus pratos típicos e sonhavam ver um belo pôr do sol no Rio Paraguai.

Na primeira noite se hospedaram em Angra dos Reis – RJ, em uma pousada aconchegante à beira-mar, com uma vista maravilhosa para uma baía que abriga uma marina deslumbrante, águas calmas e transparentes, com um deck da calçada da pousada até uns cem metros mar adentro.

Depois de um jantar delicioso em um restaurante próximo, especializado em frutos do mar, pediram logo um rodízio e muitas ostras gratinadas. Como sempre, um delicioso vinho branco bem gelado para completar o manjar.

Joice logo foi pegando fogo e convidou Andrés para mais tarde namorarem na ponta do deck, lá onde tinha pouca luz e ninguém iria lhes atrapalhar àquela hora da noite.

Beijos, abraços e muito amasso, a coisa esquentou. Ela, malandra que só, já havia planejado tudo com antecedência e usava uma saia de seda bem folgada e nada por baixo. Fizeram amor ali mesmo, pularam na água para dar uma refrescada e mais tarde voltaram para o quarto da pousada onde rolou tudo de novo.

No dia seguinte, de manhã, da janela do quarto que ficava no terceiro piso, viram um Sol nascente inesquecível, brotando de dentro das águas da baía. Agradeceram a Deus por aquele momento único, tomaram um café delicioso à beira-mar e rumaram para Paraty – RJ, onde permaneceram mais dois dias.

Um dos sonhos secretos de Joice era ter uma aventura em uma ilha deserta, preferencialmente com o homem que amava. Sentia o maior excitamento só de pensar em como seria nadarem nus e depois fazerem amor na areia de uma pequena praia sem ninguém por perto.

Alugaram um barco de manhã e lá foram eles rumo ao desconhecido, iriam navegar até encontrarem uma pequena ilha, bem distante dos olhos dos demais turistas que por ali se encontravam.

Ela já saiu da pousada cheia de planos, colocou um biquíni minúsculo da cor preta, sabia que aquela cor contrastava com sua pele morena e Andrés ficava excitado só de ver. Por cima uma canga branca que a deixou maravilhosa, atraindo inclusive os olhares dos marinheiros ao saírem do cais.

Passearam algum tempo pelas ilhas paradisíacas de Paraty, que a essa altura já estavam cheias de turistas.

Joice sentou-se ao lado de Andrés, que pilotava o barco com a maestria de um profissional. Enquanto tentava passar a mão em suas coxas, ela fingia não estar gostando, fazendo-se de difícil. Mas àquelas alturas já estava extremamente excitada.

Em um descuido dela, Andrés deu um puxão brusco na parte de cima do biquíni, deixando-a com os peitinhos de fora, ao sabor do vento.

Depois de algum tempo procurando, encontraram uma pequena ilha bem distante da costa e completamente deserta.

Andrés sugeriu que Joice ficasse com a parte de baixo do biquíni para pegar um bronzeado, e deixar aquela marquinha que tanto o excitava.

Sentaram-se na areia, encaixados um no outro. Ele de pernas abertas e ela na frente, abraçados contemplaram a natureza por muito tempo.

Depois caminharam na beira da prainha. Estava tudo deserto, céu azul, o mar enorme os contemplando, as copas das árvores balançavam com o vento enquanto eles conversavam aproveitando aquele momento raro na vida de quem tanto trabalhava e morava longe do mar.

Fizeram amor na areia, na água e no barco, tudo o que Joice havia projetado em seus sonhos eróticos mais íntimos.

Mais tarde foram a um restaurante à base de frutos do mar em outra ilha. Comeram um peixe maravilhoso, camarões, ostras e tomaram um vinho branco delicioso, sem nenhuma pressa, sem preocupações com trabalho e outros compromissos. Afinal, estavam apenas iniciando a lua de mel por tanto tempo adiada.

Ao cair da tarde voltaram para a marina, devolveram o barco e foram descansar um pouco na pousada.

À noite saíram para conhecer os bares e restaurantes do Centro Histórico. Saborearam uma lula à dorê, muito bem-preparada, acompanhada de um chopp artesanal, ouvindo um chorinho executado por uma banda local. Até dançaram um pouco e depois voltaram de mãos dadas para o descanso merecido.

No dia seguinte pegaram novamente a BR Rio/Santos em direção ao Sul.

Passaram por praias deslumbrantes, foram parando em cada uma delas para conhecer e tirar muitas fotos, inclusive na praia de Maresias. Ao cair da tarde estavam em Santos – SP.

No dia seguinte conheceram o maior jardim de praia do mundo, caminharam por ele desfrutando da brisa do mar, tomaram aquele chopinho em um dos muitos bares lá existentes.

Conheceram o Aquário Municipal e o Museu do Café. À noite foram ao estádio Urbano Caldeira na Vila Belmiro assistir a um jogo do time do coração de Andrés, o mundialmente famoso Santos FC, não sem antes passarem pelo Memorial das Conquistas do Clube, onde estão expostas todas as glórias do time de Pelé.

No dia seguinte, Joice queria realizar mais um sonho, conhecer a famosa praia do Guarujá – SP.

Atravessaram de balsa e passaram o restante do dia desfrutando das belezas de algumas das 26 praias que encantam moradores e turistas todos os dias.

Voltaram a Santos e namoraram à noite caminhando de mãos dadas ao longo da praia de São Vicente – SP até a Ilha Porchat, onde jantaram com uma linda vista para o mar. Retornaram ao hotel enamorados, andando na areia descalços e sentindo as ondas baterem mansas em seus pés.

No dia seguinte estavam novamente na estrada, rumo a Curitiba – PR, cidade que encantava Andrés pelas ruas arborizadas, seus inúmeros pontos turísticos, culinária e os famosos ônibus biarticulados, mas que ele só conhecia de reportagens e revistas de turismo.

Joice já estivera na cidade algumas vezes em seminários sobre publicidade e falava maravilhas sobre a capital dos pinheirais.

Passaram três dias maravilhosos em um hotel no Centro da cidade, onde conheceram Lara, uma gerente muito atenciosa e simpática, que lhes forneceu um roteiro completo dos locais que não poderiam deixar de visitar. Deu dicas de restaurantes e bares especializados em comida de boteco, uma tradição da cidade.

Em um deles, provaram um dos pratos mais famosos da cidade, a famosa carne de onça. É um aperitivo tradicional da cidade desde 1.953. O prato é uma espécie de tartare, ou carne de boi crua, moída ou cortada em pedaços minúsculos, temperado com alho, cebola, cebolinha, azeite de oliva, conhaque e páprica doce. Come-se com broa ou pão integral. Na verdade, ela provoca literalmente um bafo de onça depois de ingerida.

Também foram orientados a conhecer um bar tradicional da cidade, especializado em comidas típicas alemãs, no Centro da cidade, onde degustaram um belo jantar típico com: *eisbein* (joelho de porco cozido), marreco recheado com repolho roxo e chucrute (repolho fermentado). Como estava uma noite bem quente, logicamente tomaram muito chopp artesanal, em um ambiente extremamente acolhedor.

Foram ao Parque Barigui, onde almoçaram em um deck na beira do lago, pediram um peixe saboroso, tomando aquele chopinho artesanal bem gelado. Aproveitaram que já estavam próximos e deram uma esticada até o bairro gastronômico de Santa Felicidade, onde à noite se deliciaram com os pratos típicos da culinária italiana.

No dia seguinte visitaram o MON – Museu Oscar Niemeyer, também conhecido como Museu do Olho, que possui um acervo de artes com mais de 14 mil obras. Conheceram em seguida o belíssimo e muito bem cuidado Jardim Botânico, com sua estufa inspirada no Palácio de Cristal de Londres e seu deslumbrante jardim francês.

À tardinha foram até o Parque Tanguá ver o pôr do sol mais lindo de Curitiba. Tiveram a felicidade de receber um presente da natureza, um céu totalmente sem nuvens e um poente de tirar o fôlego.

Faltavam horas e sobravam maravilhas para o casal admirar, mas no terceiro dia, ainda com disposição para caminhar, visitaram muitas praças e parques no Centro da cidade. Á noite foram conhecer um dos estádios mais modernos e funcionais do futebol brasileiro, a famosa Ligga Arena, do Club Athletico Paranaense, onde assistiram ao duelo entre o Galo Mineiro, time do coração de Joice, e o Furacão.

No dia seguinte rumaram para o litoral paranaense pela Estrada da Graciosa, outro ponto turístico que ambos ansiavam conhecer. Foi construída em 1873 e servia de rota aos tropeiros em direção ao litoral do estado. Quase toda a sua extensão ainda permanece com calçamento de pedras extraídas do próprio local.

Pararam em muitos pontos da estrada onde a natureza da Serra do Mar é extremamente bela, tiraram muitas fotos e gravaram alguns vídeos. Pararam em um dos muitos quiosques que existem ao longo da serra para tomar um caldo de cana e experimentar o famoso pastel típico da região, recheado com barreado, batata palha, banana, catupiry e muçarela.

Mais tarde conheceram Morretes – PR, onde almoçaram em um restaurante muito simpático, tendo como seu prato principal o famoso barreado, comida típica daquela região, que eles nunca haviam experimentado. Na hora do preparo, ali mesmo na mesa em frente ao casal, o garçom deu um tremendo susto em Joice, virando o prato cheio sobre a cabeça dela, coisa corriqueira todos os dias para demonstrar aos turistas a habilidade deles.

Acompanhando o prato, muito camarão fresquinho, um peixe delicioso, tudo isso com uma vista deslumbrante para o Rio Nhundiaquara, que atravessa a cidade, regado a uma cerveja bem gelada.

Na saída visitaram as inúmeras barracas de produtos artesanais locais, onde compraram uma cachacinha especial, envelhecida por dois anos em barril de carvalho.

Conheceram boa parte da extensão do litoral paranaense, atravessaram a Baía de Guaratuba em uma balsa e à noitinha chegaram a Joinville, já no estado de Santa Catarina.

Passaram mais três dias hospedados na Cidade dos Príncipes, onde novamente conheceram a culinária alemã.

Experimentaram pela segunda vez o famoso marreco recheado, com repolho roxo, joelho de porco cozido, chineke e a famosa cuca alemã. Também conheceram a Prainha da Vigorelli, o bairro Espinheiros, de onde embarcaram no Barco Príncipe e foram conhecer a Ilha de São Francisco do Sul – SC, uma das cidades mais antigas do Brasil, com seus casarões no estilo açoriano, plenamente conservados.

Lá desfrutaram de um dos pratos mais típicos do litoral catarinense, a tainha frita com pirão.

Visitaram e se encantaram com os pontos turísticos de Joinville, como: Museu da Imigração, Casa da Cultura, Museu Arqueológico de Sambaqui, Instituto Internacional Juarez Machado, Centreventos Cau Hansen, onde funciona a única escola do Bolshoi fora da Rússia. Tiveram inclusive a felicidade de assistir a uma apresentação de balé na segunda noite em que estiveram na cidade.

Para visualizar melhor a cidade lá do alto, foram até o Mirante das Antenas, de onde puderam ver um pôr do sol deslumbrante na Serra do Mar.

Depois, seguiram para conhecer a famosa cidade da Oktoberfest, das cervejas artesanais e dos pratos típicos da cozinha alemã, a tão bem falada Blumenau – SC, passando antes pela belíssima praia de Barra Velha – SC, onde almoçaram e experimentaram o prato típico da cidade, o famoso pirão com linguiça, prato esse que dá o nome a uma festa anual: Festa Nacional do Pirão com Linguiça.

Permaneceram dois dias em Blumenau, visitaram o Parque Vila Germânica, onde todos os anos é realizada a maior Festa do Chopp do Brasil, o Museu da Cerveja de Blumenau, onde provaram inúmeros rótulos dos mais variados sabores, o Mozart Crystal, um famoso Museu do Cristal de Blumenau. Também experimentaram pela terceira vez em poucos dias a tradicional culinária alemã. Ficaram encantados com a limpeza e organização das ruas centrais da cidade. Deram um pulinho até a cidade mais alemã do Brasil, Pomerode – SC.

Mas o casal não se cansava das novidades oferecidas a cada quilômetro rodado e seguiram para o mais famoso balneário do sul do país, Balneário Camboriú – SC, onde permaneceram mais três dias.

Passearam nos bondes do Parque Unipraias, conheceram a Praia de Laranjeiras, do Estaleiro, do Estaleirinho, entre outras.

Em uma das noites que lá passaram, foram jantar em um restaurante localizado junto ao Cristo Luz, em uma elevação onde se pode visualizar a cidade toda e a praia central.

Joice estava tão maravilhosa que despertava os olhares de alguns turistas mais indiscretos, e isso deixou Andrés deveras enciumado.

Voltaram rumo ao norte do estado e passaram um dia inteiro conhecendo o Parque Beto Carrero, no município de Penha, onde pareciam duas crianças encantadas com tantas atrações.

Rumaram depois para Florianópolis, não sem antes conhecerem o caribe brasileiro, as lindas praias de águas esmeraldas e tranquilas, nas cidades de Bombinhas e Porto Belo.

Chegaram finalmente à Ilha da Magia, a famosa Floripa dos manezinhos. Já de cara conheceram um dos mais famosos cartões postais do Sul do país, a Ponte Hercílio Luz, recentemente restaurada e liberada para o tráfego, principalmente de pedestres.

Nos três dias que por ali permaneceram, conheceram e desfrutaram da gastronomia açoriana. Saborearam muitas ostras frescas e mariscos retirados das inúmeras fazendas localizadas a poucos metros dos restaurantes. Comeram frutos do mar à vontade e ficaram encantados com a tradicional hospitalidade do povo catarinense.

Foram conhecer a famosíssima e conhecida mundialmente Praia de Jurerê Internacional, no Costão do Santinho. Ficaram encantados com o requinte e a sofisticação das suas construções.

Joice, como fica muito excitada depois de uma afrodisíaca ostra com vinho, não teve dúvidas e convidou Andrés para um passeio à beira-mar em uma das 42 praias famosas de lá. Fizeram amor dentro da água, abençoados por uma bela Lua cheia. Voltando ao hotel, continuaram a festa, agora regada por um belo espumante da Serra Gaúcha.

Na manhã seguinte, conheceram mais algumas das belas praias do litoral sul-catarinense, como a Praia do Rosa, Garopaba e Laguna, onde conheceram os botos pescadores, no canal da barra. Os botos agrupam os cardumes, principalmente tainhas, por meio de movimentos circulares. Depois empurram os peixes contra os pescadores e, por fim, fazem um movimento acima da superfície da água, que serve de sinal para que lancem simultaneamente suas tarrafas, que por sua vez cobrem o espaço entre os botos e os pescadores. Uma parceria perfeita, porque depois disso os peixes que não são capturados saem desorganizados do cardume e são presas mais fáceis aos botos.

Mais tarde subiram a famosa Serra do Rio do Rastro, uma obra de engenharia espetacular, que recentemente ganhou o título de "Carretera Assombrosa", em uma enquete de uma revista espanhola. A serra está localizada no sul de Santa Catarina, com muitas cachoeiras, cânions e uma visão deslumbrante da Mata Atlântica, ainda intocada pelo homem. Um dos mais belos cartões postais do estado. No final da subida, já no planalto tem um mirante com 1.421 metros acima do nível do mar, que nos dias claros proporciona uma visão panorâmica de tirar o fôlego.

Já no planalto pernoitaram em uma pousada onde experimentaram a noite fria da região e seus pratos típicos da culinária serrana, tais como: arroz de carreteiro, feijão tropeiro, churrasco, paçoca de pinhão e o famoso entrevero. A origem desse prato típico está associada ao tropeirismo no Brasil. Os tropeiros necessitavam de alimentos calóricos para suportarem as longas viagens, além do mais, o frio dos planaltos do Sul exigia um prato fácil de preparar, com as carnes e legumes que adquiriam na viagem e apenas uma frigideira ou disco de arado.

No dia seguinte passaram pela Serra do Corvo Branco, visitaram a Pedra Furada e o Morro da Igreja, um dos pontos mais altos e mais frios do Brasil, as cidades de Urubici e São Joaquim, onde pernoitaram e sentiram o vento gelado que impera nas noites de lá, mesmo no verão.

É claro que se amaram muito e tomaram um vinho delicioso em frente da lareira que o quarto tinha.

No dia seguinte, conheceram Lages, onde pernoitaram em um dos hotéis-fazendas da região e se fartaram com os pratos típicos servidos em panelas de ferro, diretamente na chapa de um grande fogão à lenha.

Na manhã seguinte caíram na BR 116 rumo ao Rio Grande do Sul, atravessaram a fronteira, subiram até Caxias do Sul, visitaram algumas vinícolas em Bento Gonçalves e dormiram em um hotel no meio dos parreirais, onde experimentaram os benefícios da vinoterapia.

Como não poderia deixar de ser, optaram pelo Ritual Romântico Mertot, um conjunto de terapias especialmente dedicadas aos casais, com três horas de duração. Joice ficou extasiada com a experiência e renovada para mais uma noite de muito amor e sexo, regada com espumantes e vinhos produzidos quase que debaixo da janela do quarto.

No dia seguinte foram realizar mais um sonho de infância dos dois: conhecer o famoso Natal Luz de Gramado, pois era dezembro e a cidade já estava toda decorada e com desfiles diários. Joice não cabia em si de tanta felicidade ao ver uma cidade tão bela e diferente de tudo que já havia conhecido, parecia uma cidade dos contos de fada.

No dia seguinte foram conhecer Canela, sua Catedral, o Parque do Caracol e a famosa cachoeira de mesmo nome. Um verdadeiro espetáculo da natureza, tudo isso só deixava os dois mais apaixonados e Joice agradecia aos céus pela oportunidade de desfrutar tantas maravilhas ao lado do homem amado.

No retorno a Gramado, conheceram algumas fábricas de chocolates artesanais que existem no trajeto, provaram e compraram muitas caixas do produto, inclusive com pimenta para revigorar o apetite sexual dos dois.

Mas a viagem ainda teria muitos dias e novidades. Rumaram para a Lagoa dos Patos, passando antes pela região metropolitana de Porto Alegre, onde conheceram a Arena do Grêmio, que fica próxima à rodovia que leva mais ao sul. Chegaram lá quase à tarde.

Após uma visita rápida à Lagoa dos Patos, mais uma maravilha da natureza, foram pernoitar em Pelotas.

No dia seguinte, de manhã, partiram para o extremo-sul do Brasil, Sant'Ana do Livramento, onde pernoitaram e no dia seguinte conheceram a cidade irmã, Rivera no Uruguai, um paraíso para quem gosta de comprar vinhos, como Andrés, ou perfumes, como Joice.

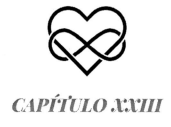

CAPÍTULO XXIII

AS AVENTURAS DO CASAL CONTINUAM RUMO AO PANTANAL

Agora teria início a viagem de volta, mas por um outro trajeto, queriam conhecer o oeste do país e seus encantos não menos atrativos que o litoral.

Retornaram pela campanha gaúcha até Machadinho – RS, onde se hospedaram em um spa de águas termais que atrai turistas do país inteiro e até do exterior.

Esbaldaram-se novamente com a cozinha daquele hotel, suas águas mornas saídas diretamente da fonte para as piscinas. À tardinha participaram de uma degustação de vinhos da região, em um deck especialmente construído para o visitante acompanhar o pôr do sol deslumbrante no Sul do país.

Permaneceram ali mais dois dias, desfrutando de tudo o que o hotel oferece.

Comemoraram mais uma vez o casamento, tomando espumante na banheira de hidromassagem e à noite dançaram muito, desde a abertura do baile até o encerramento, sempre com música regionalista e ao vivo.

No almoço experimentaram um dos pratos mais famosos do Rio Grande do Sul, a saborosa costela de chão, servida sempre às quartas-feiras e aos domingos. Espeta-se uma costela inteira, coloca-se em pé entre duas fogueiras, assim ela vai cozinhando por um longo tempo com o calor vindo dos dois lados, tornando a carne macia e saborosa, levando em torno de seis horas para chegar ao ponto ideal.

Atravessaram o Rio Uruguai e passaram mais dois dias nas águas termais em Piratuba, já no estado de Santa Catarina. Hospedaram-se literalmente no Jardim do Éden, em um hotel charmoso que leva o mesmo nome.

Também desfrutaram de muita comida boa e bailes todas as noites. Conheceram turistas de todos os cantos do país, principalmente da terceira idade, que para lá se deslocam em busca de alegria, comida farta e as propriedades medicinais da água mineral que brota aquecida das fontes naturais.

Conheceram Treze Tílias – SC, com suas construções no estilo austríaco. Logo na chegada visitaram o ponto turístico mais famoso de lá, uma maquete que reproduz fielmente a bela cidade.

Pernoitaram em um hotel maravilhoso, onde conheceram e desfrutaram da culinária típica da cidade: *knodel* (bolinho à base de pão e ovos), *spaetzle* (massa similar ao nhoque, servido na sopa ou acompanhando carnes e outros pratos mais pesados), *palatschinken* (que é semelhante a um crepe doce), e também *linzertorte* (torta de nozes com canela).

Mas o que mais marcou a vida do casal de aventureiros foi a novidade existente em apenas dois lugares no mundo: Treze Tílias e na Bélgica. O famoso *bierbad*, ou seja, uma banheira de hidromassagem com 90% de cerveja e apenas 10% de água. Além de toda a cerveja da banheira, ainda havia uma torneira com mais 10 litros do líquido precioso bem gelado para o casal degustar.

No dia seguinte conheceram Fraiburgo – SC, a terra da maçã, onde conheceram as plantações da fruta quase no ponto de iniciar a colheita.

Pernoitaram em um dos hotéis mais famosos da região.

Após o jantar regado a muito vinho, Joice estava extremamente excitada, mas não demonstrou isso até que Andrés pegasse no sono. Como estava muito cansado, não demorou nada.

Assim que ele dormiu, Joice resolveu fazer uma surpresa ao marido: completamente nua, sentou sobre ele e começou a rebolar até acordá-lo assustado.

— O que é isso, Joice?

— Estou o acordando de uma maneira diferente. Hoje sou eu quem comanda o espetáculo. Quero repetir aquela brincadeira que você me ensinou algum tempo atrás, mas dessa vez quero fazer do meu jeito, você só vai ficar quietinho e aproveitar.

Já de posse de um gel lubrificante com um perfume delicioso ela o excitou até o ponto certo. Preparou-se e foi descendo bem devagarinho. Quando ele gemia de prazer, ela saía e foi deixando Andrés maluco, até que finalmente soltou todo o peso do corpo em êxtase total.

Ambos tiveram o clímax simultaneamente e ficaram abraçados trocando juras de amor por um bom tempo.

Foi o presente inesperado e inesquecível que Andrés ganhou nessa viagem, acordou no dia seguinte ainda mais apaixonado por ela, se é que isso era possível. Joice realmente nunca esgotava o estoque de criatividade na arte de amar.

Após um café da manhã delicioso e cheio de lembranças da noite anterior, rumaram para Foz do Iguaçu – PR, para conhecer as famosas Cataratas do Iguaçu.

Lá permaneceram mais três dias intensos, com visitas ao Marco das 3 Fronteiras, Parque das Aves, Itaipu Binacional e realizaram o passeio de barco no Macuco Safari, chegando bem próximo às quedas das Cataratas.

Atravessaram a fronteira e foram conhecer o comércio na vizinha Argentina. Também foram às compras no vizinho Paraguai, onde adquiriram mais algumas garrafas de vinho e alguns perfumes.

Dali seguiram para o Mato Grosso do Sul, via Ponta Porã, onde pernoitaram e saborearam uma bela moqueca de pintado, acompanhada por um chopp bem gelado. O calor era grande, bem diferente de onde haviam passado. Estavam eufóricos para adentrar o Pantanal no dia seguinte e matar a vontade de comer peixes nativos daquela região.

Antes do meio-dia seguinte já estavam em Bonito – MS, onde permaneceram mais dois dias conhecendo os pontos turísticos abundantes naquele pedaço de paraíso.

Nadaram com os peixes no Rio Formoso, nome este devido às águas cristalinas em mais de cem quilômetros de extensão. Visitaram o Parque Ecológico do mesmo rio, desceram o rio de boia cross e fizeram a espetacular flutuação nas suas águas. Também conheceram a Gruta do Lago Azul, Recanto Ecológico Rio da Prata, Cachoeira Boca da Onça, entre outros tantos locais deslumbrantes.

Todas as noites desfrutaram dos restaurantes especializados em peixe de água doce, experimentaram a carne de jacarés (criados em cativeiro), aquele chopp gelado ao som da arpa paraguaia ao vivo. Foram dias de puro prazer e deslumbramento com as coisas que o nosso país tem de mais belo.

Para espanto dos dois, a maioria dos turistas que por lá estavam era composta de estrangeiros, uma mistura de sotaques que até parecia que eles eram os forasteiros.

De lá seguiram pela Serra da Bodoquena, rumo ao coração do Pantanal, onde animais e pássaros são abundantes na beira da estrada, aliados às dezenas de espécies de ipês, que na florada dão um tom de paraíso ao percurso. É como passar por dentro de um túnel florido.

Chegaram a Corumbá – MS, a famosa cidade branca, com seu porto repleto de chalanas e barcos, seus prédios antigos e conservados, suas praças arborizadas com muitos ipês, seus restaurantes especializados na culinária pantaneira, à base de peixes, como pacu, pintado e dourado, que podem ser fritos, cozidos ou assados, além do famoso caldo de piranha.

Experimentaram também o churrasco com mandioca, a carne seca, ou charque, o tereré (mate gelado servido em chifre de boi), a chipa (uma espécie de biscoito de origem paraguaia), a sopa paraguaia (que na verdade de sopa não tem nada, é um bolo salgado, preparado com milho, cebola, queijo, ovos e leite), a saltenha (uma espécie de pastel de origem boliviana) e a bocaiuva (polpa de uma palmeira nativa, cuja fruta é muito apreciada pelas araras azuis).

Conheceram o Museu da História do Pantanal, o Forte Junqueira, a linda Catedral da cidade e no dia seguinte tiveram mais um sonho realizado: um safari pela Estrada Parque Pantanal, onde avistaram bem de perto muitos cervos, antas, capivaras, porcos-do-mato e até uma onça-pintada dando o seu show ao atravessar a estrada. Avistaram também milhares de garças de todas as cores e tamanhos e o famoso tuiuiú com seus ninhos enormes na copa das árvores secas.

No terceiro dia alugaram um barco e subiram o Rio Paraguai com alimentação e bebidas para um dia inteiro.

Foi uma experiência única, estavam finalmente conhecendo aquilo que o mundo inteiro sonha em conhecer, o nosso santuário ecológico chamado Pantanal.

Pena que não puderam pescar, era época do defeso, um período que compreende os meses de novembro a fevereiro. É o período de fechamento da pesca de peixes em reprodução para proteção da fauna aquática.

Mas como esses dois não cansam de surpreender o leitor, resolveram pedir para o condutor do barco deixá-los sozinhos na barranca do rio e se ausentar por um tempo.

— Joice, o que você está pensando em fazer em um lugar perigoso como este?

— Transar com você no meio do mato e experimentar a adrenalina de sermos atacados por um animal selvagem.

— Eu sei que você é maluca, mas não imaginava que chegaria a tanto.

— Vamos dar só uma rapidinha enquanto o piloteiro não retorna. Vamos, Andrés, estou derretendo de excitação.

Foi uma situação meio caótica, em pé, com os mosquitos atacando, o medo da aproximação de um bicho, mas Joice realizou mais um sonho, atingindo um orgasmo selvagem na barranca do Rio Paraguai. Mais uma aventura inusitada desta mulher que não cansa de surpreender o marido.

Agora a viagem começa o seu retorno do extremo-oeste, rumo às Minas Gerais.

No dia seguinte conheceram e pernoitaram em Campo Grande – MS, a capital do estado, depois atravessaram a fronteira com o estado de São Paulo, pernoitaram em Presidente Prudente – SP, jantaram em uma pizzaria no centro da cidade, onde o calor exigiu mais alguns canecos de chopp gelado.

Depois esticaram até Campos do Jordão – SP, onde permaneceram mais dois dias desfrutando do friozinho típico da Serra da Mantiqueira.

Nem nos melhores sonhos da vida de Joice imaginou que um dia conheceria um homem tão especial, que lhe proporcionaria tantas experiências e lhe dedicaria tanto amor. Agora só faltava uma coisa para que ela se tornasse uma mulher completa, queria um filho deste homem que tanto amava e admirava.

CAPÍTULO XXIV

RETORNO A MINAS GERAIS

Depois de uma lua de mel inesquecível, onde todos os sonhos secretos de Joice foram realizados, voltaram para a realidade de uma vida a dois.

Mas havia algumas coisas com as quais Andrés não tinha certeza de como deveria lidar. Por exemplo: agora que estavam finalmente casados, a lua de mel concretizada, não sabia qual a quantidade, a qualidade, nem tampouco a frequência do carinho que deveria demonstrar no dia a dia.

Embora já tivesse sido casado e vivido essa experiência, pensou: *"Cada mulher é única"*. Embora a primeira esposa fosse muito amorosa, não gostava de melação. Já Joice parecia satisfeita em ficar abraçada com ele o tempo todo.

Andrés tinha outras ideias, pensava em outras formas mais gratificantes de intimidade. Mas ele queria a todo custo vê-la feliz. E para isso era preciso... o quê? Quanto seria suficiente? Teriam que ficar abraçados todas as noites? Por quanto tempo? Em que posição a agradaria mais? Ele deveria se aninhar nela também? Pedir colo? Andrés estava tentando decifrar os desejos de Joice, mas continuava se sentindo confuso e não queria de maneira alguma sufocá-la.

Havia ainda a questão do ar-condicionado durante a noite. Enquanto ele adorava uma temperatura em que pudesse dormir descoberto e só de cueca, em torno de 25 graus, ela preferia o termostato em 18 graus, cobrindo-se até o pescoço para se sentir no frio do Sul do país, do qual aprendera a gostar.

Quando saía do banheiro ela perguntava:

— Por que está tão quente?

— Não está quente, você é que saiu do chuveiro frio e não está acostumada com a temperatura ambiente.

"Ao menos estamos de acordo quando o assunto é fazer amor", pensou ele.

Nas semanas que se seguiram após a viagem de lua de mel, Joice parecia estar sempre disposta, que era o que se esperava de uma mulher recém-casada, nem que fosse apenas a opinião de Andrés.

A palavra "não" estava fora do seu vocabulário, e Andrés atribuía isso ao fato de algumas poucas inibições que ainda persistiam nela terem se afrouxado com a intimidade total que viviam agora, depois do casamento. A entrega era total, sem pudores. Não por eles estarem oficialmente casados, mas também por ele ser de fato irresistível para ela.

Além do mais, naquelas semanas que haviam passado 24 horas por dia juntos, nada do que ele fez esteve errado e ficou tão inebriado com esse sentimento, que ao longo do dia, enquanto trabalhava no escritório da empresa, literalmente sonhava acordado, pensando no que haviam feito com Joice na noite anterior.

Visualizava as curvas suaves do corpo dela nu, suspirava profundamente de saudades ao se lembrar da doçura dos seus lábios ou do contato macio, cheiroso e sedutor dos seus cabelos, quando ele passava os dedos entre eles.

Quando ele voltava do trabalho, ela lhe dava um beijo amoroso, apaixonado e cheio de malícia.

Ele podia estar suado, malcheiroso, ainda assim, tinha a sensação de que não teriam tempo nem para tirar a roupa até chegarem ao quarto.

Eram todos os dias assim, insaciáveis, completamente apaixonados e dependentes um do outro.

E então, tudo mudou. Foi como se, certo dia, entre o nascer e o pôr do sol, a Joice que ele tão bem conhecia tivesse sido substituída por uma irmã gêmea, insensível e indiferente. Ele se lembrava claramente de tudo daquele dia em que foi rejeitado pela primeira vez: era uma sexta-feira e passara o resto do final de semana se convencendo de que aquilo não fora nada de mais, de que aquilo era natural, tentou se lembrar dos primeiros dias do primeiro casamento, se havia acontecido algo parecido, ficou imaginando o que teria feito de errado para causar tanta mudança.

Mais tarde, na segunda-feira à noite, aconteceu de novo. E no restante da semana seguinte, essa era a história do relacionamento dos dois: ele tomava a iniciativa, ela dizia que estava cansada ou que se sentia indisposta, com dor de cabeça e ele ficava deitado ao lado dela, zangado, sem falar nada, remoendo pensamentos e o que havia feito de errado para causar tanta mudança em Joice.

Tentava entender como era possível de uma hora para outra terem passado a ser apenas uma espécie de amigos, com quem ela dormia e dividia a casa. Porém, era um amigo que tinha que ficar abraçado com ela até adormecer, em um quarto que mais parecia uma geladeira, literalmente falando.

— Você acordou de mau humor hoje, o que está acontecendo? – comentou ela, na manhã seguinte, quando tomavam café.

— Não dormi bem.

— Teve pesadelos? – perguntou Joice, demonstrando preocupação. – Se virou na cama a noite toda!

Apesar do cabelo desgrenhado e do pijama horroroso, ela estava estranhamente sedutora, uma vez que ele só pensava em sexo sempre que chegava perto dela.

Andrés ficou na dúvida se deveria se sentir zangado ou envergonhado, mas ele sabia muito bem o perigo do hábito, estava mal-acostumado pelo fato de Joice nunca dizer não até então.

Enquanto nas semanas anteriores tinha se tornado um padrão do qual ele gostava, a opinião dela poderia ser bastante diversa. Mas uma coisa que ele tinha aprendido com o primeiro casamento era nunca reclamar da frequência do sexo, a primeira esposa lhe falou muitas vezes: é melhor qualidade que quantidade, embora ele nunca tivesse concordado com isso, sempre fora viciado em sexo.

Nesse quesito, homens e mulheres eram de fato diferentes: as mulheres algumas vezes sentiam vontade, os homens sempre tinham necessidade. Trata-se de uma diferença enorme, que, na melhor das hipóteses, evoluía para um acordo que não satisfazia completamente nenhum dos dois lados, mas era aceitável para ambos. Ele sabia, porém, que iria parecer que estaria se lastimando e reclamando caso dissesse a ela que desejava que a lua de mel durasse ao menos um pouco mais – pelos próximos 30 anos, por exemplo.

— Não sei muito bem – respondeu ele por fim.

As dúvidas de Andrés eram potencializadas pelo fato de que, durante o dia, Joice agia exatamente como sempre fora. Eles liam as redes sociais, assistiam aos noticiários da TV, comentavam as notícias importantes e ela lhe pedia que a acompanhasse até o trocador enquanto ela se vestia para que pudessem continuar a conversa.

Ele passava o dia todo trabalhando e tentando não pensar no assunto, desligava-se completamente.

Entretanto, todas as noites, ia para a cama preparado para outra rejeição, esforçando-se ao máximo para se convencer de que aquilo não iria aborrecê-lo. Mas nunca antes de mudar a temperatura do ar-condicionado para 25 graus, tentando provocá-la e de alguma maneira demonstrar veladamente o seu descontentamento.

A cada semana que passava, ele se sentia cada vez mais frustrado e confuso com o que poderia estar acontecendo.

Certa noite, depois de assistirem a um filme, apagaram as luzes e ficaram abraçados por algum tempo, antes de Andrés se virar para o outro lado, tentando se acalmar.

Foi então que ela esfregou o pé direito no pé dele.

— Boa noite – disse ela com uma voz melosa e deslizou o pé desde a canela dele até a ponta dos dedos.

Ele nem se preocupou em responder, nem deu bola, tão conformado que já estava com a situação.

Quando acordou no dia seguinte, percebeu que Joice parecia inquieta e um pouco decepcionada.

Andrés a seguiu até o banheiro e ambos escovaram os dentes, antes de ela finalmente o encarar.

— Então, o que aconteceu com você na noite passada?

— Como assim? Não entendi.

— Eu estava com a maior excitação e você virou para o lado e dormiu.

— E como eu poderia adivinhar?

— Eu dei a senha, passei o meu pé no seu pé, não passei? Duas vezes inclusive.

Andrés ficou todo arrepiado. Então era assim que ela se insinuava para ele?

— Desculpe-me. Nem percebi.

— Tudo bem – disse Joice, mas balançando a cabeça, como se nada estivesse bem de verdade.

Quando ela saiu para fazer o café na cozinha, ele anotou mentalmente aquela história de passar o pé quando estivessem na cama.

Duas noites depois, estavam deitados e Joice novamente procurou o pé dele. Ele se virou tão rapidamente para ela que ficou preso no cobertor ao tentar beijá-la.

— O que você está fazendo? – perguntou ela, afastando-se assustada.

— Você está passando o pé no meu pé – explicou ele.

— E daí? O que tem isso? Não posso?

— Na última vez em que isso aconteceu, você me disse que estava excitada e com vontade de fazer amor.

— Naquele dia eu estava, mas também passei o pé na tua canela, lembra-se? Hoje eu não fiz isso.

Andrés fez um esforço tremendo para não perder a linha e assimilar mais aquela frustração.

— Então hoje você não está com vontade?

— Não estou muito disposta. Você se importa se apenas dormirmos de conchinha?

Ele tentou de todas as formas evitar um suspiro de desagrado.

— Não, tudo bem.

— Podemos ficar só de conchinha e abraçadinhos. Mas tem que me prometer que não vai avançar o sinal e bulir comigo!

Ele respirou fundo, esperou um pouco e respondeu:

— Por que não?

Foi somente na manhã seguinte que tudo enfim se esclareceu.

Ele acordou e encontrou Joice sentada no sofá – ou melhor. parecendo que estava tentando se deitar e se sentar no sofá ao mesmo tempo – com a camisa do pijama levantada até o peito. A luminária de leitura estava inclinada para que a luz incidisse sobre a sua barriga.

— O que está fazendo? – perguntou Andrés, alongando-se ainda.

— Venha aqui depressa – pediu ela. – Sente-se ao meu lado.

CAPÍTULO XXV

JOICE VOLTA GRÁVIDA DA LUA DE MEL

Andrés se sentou ao lado dela no sofá e Joice apontou para a própria barriga.

— Fique olhando, mas fique bem concentrado e conseguirá ver.

Andrés obedeceu ao pedido dela e, de repente, uma pequena região da barriga de Joice fez um movimento. Aconteceu muito rapidamente, mas ele não teve certeza do que poderia ter sido.

— Você chegou a ver? – ela perguntou, admirada.

— Acho que sim, mas não entendi nada.

— É o bebê. Ele está chutando a minha barriga. Nas últimas semanas, achei que tivesse sentido ele se mexer um pouquinho, mas a primeira vez que tive certeza disso foi hoje de manhã.

A região da barriga dela mexeu outra vez.

— Agora eu vi! – gritou Andrés eufórico. – É o bebê?

Joice balançou a cabeça em sinal afirmativo, e sua expressão deixava evidente toda a alegria que estava sentindo, afinal sempre sonhara ser mãe.

— Ele, ou ela, está muito ativo nesta manhã, mas não quis acordá-lo, então saí de fininho da cama e vim para cá, onde teria como ver melhor. Não é incrível?

— Que coisa fantástica – respondeu Andrés, ainda sem tirar os olhos da barriga dela, na esperança de mais um movimento do bebê.

— Dê aqui a sua mão – pediu Joice.

Andrés estendeu a mão e ela colocou sobre a sua barriguinha. Passados alguns segundos, ele percebeu uma saliência se formar, abriu um largo sorriso e perguntou:

— Isso dói?

— Não, é mais uma sensação de pressão, ou alguma coisa parecida. Não sei descrever, mas é maravilhoso.

À luz suave da luminária, Andrés a achou linda. Quando Joice ergueu os olhos, havia neles um brilho diferente. Então ela lhe perguntou:

— Isso faz tudo valer a pena, não faz?

— Sempre valeu a pena – respondeu Andrés.

Joice pegou novamente as mãos dele.

— Desculpe-me por não termos mais feito amor nos últimos dias. É que nas últimas duas semanas tenho me sentido enjoada e dolorida, e isso me surpreendeu, porque eu não estava sentindo nada até então. Mas meu estômago tem estado embrulhado e eu tinha medo de vomitar quando fizéssemos amor. Ao menos agora eu sei por que e espero que você me perdoe.

— Não faz mal. Eu nem tinha percebido que a gente não vinha namorando mais.

— Ah, sim, claro. Só eu sei o quanto você estava chateado e impaciente.

— Você percebeu?

— Sim, claro. Você se remexe na cama a noite toda, fica agitado, emburrado, mas não fala nada e isso me deixa muito preocupada. Algumas vezes suspira e deixa bem óbvio que não está contente. Mas sabe de uma coisa? Não estou nada enjoada neste momento...

— Não está?

— Na verdade estou me sentindo como naqueles dias logo depois do nosso casamento, cheia de disposição.

— Está?

Ela balançou a cabeça afirmativamente, em seguida fez um gesto em direção ao quarto com uma expressão extremamente sedutora.

— Vamos namorar um pouco? – sugeriu Andrés. – Ainda tenho um tempinho e se chegar atrasado depois dessa notícia não tem problema, já ganhei o meu dia hoje.

— Só se for agora, uai – respondeu Joice.

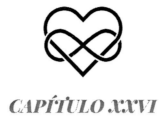

CAPÍTULO XXVI

O CASAL EM ÊXTASE COM A GRAVIDEZ

Joice, agora com seis meses de gestação, já apresenta uma barriguinha bem saliente, mas mesmo assim continuava linda e sensual.

— Ainda não decidimos o nome do bebê – disse Joice.

— Decidi deixar isso por sua conta.

— Você não pode simplesmente deixar que eu decida sozinha. É o nosso filho. Quero saber a sua opinião.

— Já lhe disse qual a minha escolha. Você é que não gostou do nome que eu sugeri.

— Não vou chamar o nosso filho de Tancredo.

— Como você pode não gostar de "Tancredo Flores Litwin"?

Ele havia sugerido aquele nome na semana anterior, só de brincadeira, mas Joice ficou indignada. Ela o achara tão estranho, que ele começou a pressioná-la para que aceitasse, por pura gozação.

— Não gostei mesmo. De jeito nenhum. Parece que já vai nascer com 90 anos de idade.

— Você não acha que soa bonito? Tancredo...

— Não mais que outras combinações engraçadas com o seu sobrenome.

— Mas falando sério, você não tem nenhuma sugestão?

— Não, como já te falei, o que você decidir será a melhor escolha.

— Aí é que mora o perigo, ainda não decidi.

— Eu só queria algum nome que se encaixasse e se parecesse com ele.

— Esse é o problema, qualquer nome que escolhermos não se encaixará de imediato. Todos os bebês nascem com cara de joelho e são iguais.

— Não acho. O nosso vai nascer lindo e parecido comigo. E vou avisá-lo desde já de que ficarei muito decepcionada se você não reconhecer o nosso filho no berçário.

— É claro que vou reconhecer. Ele será o menino mais bonito da história de Minas Gerais, uai, e fotógrafos do Brasil inteiro virão tirar fotos e dirão coisas do tipo: ele tem muita sorte por ter as orelhas do pai.

— E as covinhas? – disse Joice, rindo muito.

— É verdade. Não me deixe esquecer desse detalhe.

Ela segurou as mãos de Andrés.

— E quanto ao que vamos fazer amanhã? Está ansioso?

— Mal posso esperar. A primeira ultrassonografia foi emocionante, quando soubemos que era um menino para continuar a linhagem Litwin, já que no primeiro casamento só tive meninas. Desta vez será muito mais emocionante, porque iremos realmente começar a vê-lo e distinguir os traços.

— Estou muito feliz porque você vai comigo novamente.

— Está brincando? Eu não perderia esse momento por nada nesse mundo. As ultrassonografias são a melhor parte da gravidez. Quero que eles imprimam uma foto, para que eu possa exibir aos amigos e funcionários da loja. *"O coroa ainda faz filhos lindos, iguais ao pai".*

— Não exagere, você nem é tão lindo assim, mas a mãe é uma diva – brincou Joice.

— Fico pensando se seremos bons pais. Eu me preocupo muito com isso. No meu caso, estou bem mais maduro do que no primeiro casamento, com mais tempo e sabedoria para dar atenção e carinho ao meu filho.

— Seremos ótimos pais – disse ela. – Você vai se sair maravilhosamente bem, como é um ótimo marido, um ótimo filho, também será um ótimo pai, tenho certeza.

— Você diz isso agora, mas como podemos saber? E se ele se tornar um daqueles adolescentes rebeldes, que vestem roupas extravagantes, usam drogas e dormem fora de casa sem avisar os pais?

— Ele não será assim.

— Você não pode ter certeza disso ainda.

— Posso, sim. Sei que ele será um menino lindo, educado e admirável. Como poderia ser diferente sendo seu filho?

— Você acha que é simples assim, mas não é. Crianças não são robôs, são seres humanos que vêm com uma carga espiritual de vidas passadas e terão que passar por tudo aquilo que projetaram com os seus mentores espirituais antes de reencarnarem. À medida que vão crescendo, querem tomar as próprias decisões e não há muito o que fazer. Mas nosso filho terá seus anjos da guarda cuidando dele, além de nós dois.

— Tudo depende da educação e do amor que recebem dos pais, isso conta muito também.

— Sim, mas às vezes não importa o que a gente faça. Podemos colocá-lo nas melhores escolas, levá-lo à igreja ou à casa espírita todas as semanas, podemos dar a ele todo o amor do mundo. Mas quando chegar a adolescência, não podemos fazer quase mais nada, aí entram as amizades, sei por experiência própria, já criei duas filhas e passei por tudo isso. Com ou sem a nossa ajuda, no final das contas, as crianças crescem e se tornam as pessoas que nasceram para ser.

Joice analisou tudo o que ele dissera e, em seguida, abraçou-o com ternura.

— Você está realmente preocupado com isso? Não acha meio cedo demais?

— Não, mas tenho pensado nisso às vezes. Você não pensa?

— Para falar a verdade, não. Como você disse, as crianças devem se tornar quem nasceram para ser. A nossa tarefa é dar o melhor de nós para guiá-lo no caminho certo.

— Mas se isso não for suficiente? Isso não preocupa você?

— Não – reafirmou ela. Ele vai crescer e ser um homem de bem, assim como o pai dele, afinal o fruto não cai longe da árvore.

— Nós faremos o melhor que pudermos, Joice, tudo o que estiver ao nosso alcance. Tenho certeza de que o nosso filho será uma boa pessoa. O que eu quero de verdade para ele é que seja muito feliz!

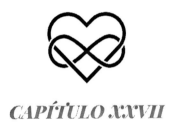

CAPÍTULO XXVII

O QUE É A SBA – SÍNDROME DA BRIDA ADERIDA

No meio do trajeto até a clínica, Joice se remexia no assento e percebeu que a natureza estava chamando. De novo. Pela sexta ou sétima vez naquele dia, embora ela praticamente não houvesse bebido nada.

— Eu esqueci de contar que a minha bexiga de repente deixou de ser algo que eu quase nem lembrava que existia e se transformou em um órgão hipersensível e altamente inconveniente, que torna imperativo saber exatamente onde encontrar um banheiro antes de sair de casa. Pare no primeiro restaurante ou posto de gasolina que aparecer. Sem avisar, as células da minha bexiga começaram a vibrar com histeria, transmitindo a mensagem *"Você precisa me esvaziar agora ou o pior vai acontecer"*!

Logo em seguida encontraram um restaurante aberto.

— Preciso de um banheiro urgente.

Felizmente estava desocupado. Ela pôde atender ao chamado da natureza e seguiram viagem.

Já na clínica...

— Isto aqui é o coração do bebê – explicou a médica durante a consulta de Joice, apontando para a imagem no monitor. – Aqui é o piu-piu dele, com certeza é um garotão.

Andrés tomou a mão da esposa, que estava deitada na mesa de exames. Estavam no consultório da ginecologista de Joice, que ficava na cidade de Belo Horizonte.

A doutora Cintia, uma mulher alta e elegante, de olhos azuis e cabelos castanhos ondulados, fez de tudo para que o casal se sentisse à vontade, como se ela estivesse fazendo algo muito simples e trivial – por exemplo, medindo a pressão da paciente –, e Joice entrou no jogo.

Enquanto ela prosseguia examinando e apalpando, Cintia e Andrés conversavam sobre as recentes enchentes no interior de Minas Gerais, também sobre os excelentes restaurantes que ela conhecia em Sete Lagoas.

De vez em quando, ela fazia algumas perguntas a Joice sobre as chamadas falsas contrações, ou sobre estar ou não sentindo os tradicionais enjoos e tonturas.

Ela respondia tudo na maior naturalidade, como se estivessem conversando em uma mesa de jantar.

Para Andrés, que estava sentado ao lado da cabeça da esposa, a situação parecia surreal.

Mais tarde a médica saiu, Andrés e Joice ficaram a sós por alguns minutos à espera do técnico de ultrassonografia.

Quando ele entrou, pediu a Joice que levantasse a camisa e espalhou gel sobre a barriga dela, o que fez ela estremecer e soltar um gritinho de susto.

— Desculpe-me. Eu esqueci de avisá-la de que o gel estaria frio. Mas vamos ver como está este garoto?

Enquanto deslizava o aparelho sobre a barriga de Joice, pressionando-o, ora mais forte, ora mais suave, o rapaz explicava o que estava vendo.

— E você também tem certeza de que é um menino? – perguntou Andrés.

— Tenho certeza absoluta – disse o técnico, movendo o aparelho mais uma vez. Fazendo uma pausa, ele apontou para a tela. – Aqui está uma boa imagem... Veja por si mesmo.

Andrés colocou os óculos e apertou os olhos.

— Não tenho muita certeza do que estou vendo, não consigo distinguir muito bem e estou muito emocionado...

— Aqui é o bumbum – explicou o rapaz, apontando para a tela do monitor – e aqui estão as perninhas. É como se ele estivesse sentado.

— Não estou entendendo ainda.

— Está vendo este ponto aqui no meio das pernas dele? É o piu-piu, com certeza é macho.

Joice achou graça da brincadeira, pegou a mão de Andrés e sussurrou:

— Diga "olá" para o Miguel.

— Miguel? Gostei do nome, quando teve essa ideia?

— Agora mesmo, é um lindo nome de anjo e está na moda, o que você acha?

— Concordo plenamente, até tinha me passado pela cabeça esse nome, seria uma bela homenagem ao meu bisavô.

— Eu sei, andei pesquisando a sua árvore genealógica.

— Agora fique quieta. Estou tentando curtir ao máximo este momento mágico – disse ele apertando a mão de Joice.

— Muito bem, vou tirar algumas medidas, e assim poderemos ter certeza de que o bebê está se desenvolvendo normalmente.

O rapaz moveu o aparelho e apertou alguns botões. Andrés se lembrou de que ele fizera os mesmos procedimentos da última vez em que tinham ido consultar.

— Todas as medidas estão de acordo com o que se espera – explicou o técnico. – Aqui diz que o nascimento deve ser esperado para a segunda quinzena de setembro.

— Então o garotão está se desenvolvendo dentro dos padrões? – perguntou Andrés.

— É o que tudo indica.

Ele moveu a sonda mais uma vez, para medir o coração e o fêmur e, de repente, parou.

Ao invés de apertar o botão, ele retirou a sonda de cima da imagem da perna e pôs sobre uma linha branca que se alongava em direção ao feto, algo incomum, mais parecia um defeito da tela. Ele franziu a testa. De repente, começou a mover a sonda mais rápido, pausando com frequência para analisar aquela imagem. Parecia estar analisando o bebê de todos os ângulos.

— O que você está fazendo? – perguntou Andrés.

O rapaz estava profundamente concentrado.

— Só estou fazendo uma verificação.

Ele tentou zerar a imagem antes de balançar a cabeça. Tirou as demais medidas com pressa e voltou ao que estava fazendo anteriormente.

— Está tudo bem? – perguntou novamente Andrés.

O técnico continuava focado na tela e deu um profundo suspiro, mas ao responder à pergunta de Andrés, sua voz soou preocupada.

— Estou vendo algo estranho e a médica vai querer dar uma olhada.

— O que quer dizer com isso?

— Deixem-me chamar a doutora Cintia. Ela poderá explicar melhor que eu. Fiquem calmos, eu já volto.

O sangue sumiu das faces de ambos, talvez pelo tom de voz do técnico. Andrés sentiu as unhas de Joice afundarem na palma da sua mão. Imagens perturbadoras lhe vieram à mente, pois ele sabia perfeitamente ao que o rapaz se referia, já tinha ouvido comentários de outro caso recentemente.

E naquele instante, o tempo parou, o chão sumiu sob os seus pés enquanto a sua mente estudava todas as possibilidades. Ao tentar entender aquela linha branca que aparecera tantas vezes na tela, e que talvez mudaria toda a vida do casal, Andrés tinha a sensação de que a sala encolhera, o ar havia sido sugado e a sua visão estava turvada.

— O que está acontecendo? – perguntou Joice baixinho. – O que houve? Você está pálido e ficou esquisito de repente.

— Não sei – mentiu ele.

— Tem alguma coisa errada com o nosso bebê?

— O técnico não disse isso – respondeu Andrés meio sem jeito, tanto para acalmar-se quanto para tranquilizar a esposa. –Tenho certeza de que não é nada.

Joice percebeu algo errado e já estava quase chorando.

— Então por que ele foi chamar a médica?

— Provavelmente ele tenha que fazer isso sempre que vê alguma coisa nova.

— E o que foi que ele viu? – perguntou Joice, quase suplicando.

— Eu não vi nada. – Ele pensou bem antes de responder: – Não sei, Joice...

— Então o que era?

Sem saber muito o que fazer, nem mesmo o que dizer, ele mudou a cadeira para mais perto da mesa de exames, até para ganhar tempo e tentar dar alguma resposta.

— Não tenho certeza. Mas a batida do coração do bebê estava normal, ele está crescendo dentro dos parâmetros, então acho que não deve ser nada grave. O técnico teria nos dito alguma coisa mais cedo se existisse algum problema.

— Mas você viu a cara que ele fez? Parecia assustado, e acho que você também viu algo errado e está me poupando.

Dessa vez Andrés não respondeu nada.

Olhou fixamente para a parede oposta, cerrou os olhos e fez um esforço sobre-humano para segurar as lágrimas. Apesar de estarem de mãos dadas, ele se sentiu sozinho no mundo.

Minutos depois, que pareceram horas, a médica e o técnico entraram na sala, com sorrisos forçados no rosto.

O técnico se sentou em sua cadeira e a médica ficou em pé, atrás dele. O silêncio sepulcral dominou o ambiente, era possível ouvir a própria respiração.

— Vamos dar uma olhada – disse a doutora Cintia.

O técnico passou mais gel na barriga de Joice, e ao movimentar a sonda sobre ela, o bebê apareceu na tela mais uma vez. Quando o rapaz apontou para o monitor, não foi para o bebê.

— Está vendo? – perguntou ele à médica.

Doutora Cintia se inclinou para a frente e Andrés fez o mesmo. Novamente lá estava a linha branca ondulada. Dessa vez, Andrés viu que ela parecia vir das extremidades do espaço escuro que rodeava o bebê.

— Bem ali.

A médica balançou a cabeça em sinal de confirmação.

— Está aderida?

O técnico moveu a sonda várias vezes e várias imagens do bebê apareceram. Ele balançou a cabeça e disse:

— Quando examinei anteriormente, não vi aderência em nenhum lugar. Acho que verifiquei todos os locais.

— Vamos verificar outra vez – decidiu a médica.

— Deixe-me assumir o seu lugar por um minuto.

O técnico se levantou e a médica sentou-se no lugar dele. Permaneceu em silêncio enquanto movia a sonda mais uma vez. Parecia não muito familiarizada com a máquina e as imagens apareciam mais devagar. Durante bastante tempo, ela e o técnico permaneceram totalmente concentrados no monitor, trocavam olhares e o silêncio na sala era total.

— O que está acontecendo? – A voz de Joice saiu trêmula. – O que vocês estão procurando?

A médica lançou um olhar para o técnico, que sem falar nada saiu da sala. Quando ficaram só os três, ela apontou para a linha branca.

— Estão vendo isto aqui? É o que chamamos de brida amniótica – explicou a doutora – ou Síndrome da Brida Amniótica. Sua incidência é de aproximadamente um para cada 15 mil nascidos vivos, os abortos espontâneos causados por essa patologia estão estimados em cerca de 168 para cada 10 mil nascimentos, afetando de maneira semelhante ambos os sexos, com uma incidência ligeiramente maior em afrodescendentes. Sua apresentação tem caráter esporádico, embora se tenha acontecido alguns casos de recorrência familiar. A SBA é considerada um erro na morfogênese do tipo disrupção, que resulta da destruição secundária ou interferência em um órgão ou região corporal fetal, que previamente teria um desenvolvimento normal, por algum fator extrínseco ou por interferências internas não herdáveis. A causa mais comum de anomalias por disrupção é a ruptura prematura do âmnio (RPA). A natureza e severidade dessa ruptura estão relacionadas com o tempo de gestação. A presença de bridas fibrosas de origem corioamniótica na placenta é elemento comum que permite agrupar a SBA nessas anomalias.

— Pelo amor de Deus, doutora Cintia, troque isso em miúdos toda essa aula de medicina, estamos apavorados e precisamos de uma explicação mais simples e clara do que está acontecendo.

— O que estou tentando descobrir é se ela está ligada ao feto em algum lugar. Quando ela adere, em geral é nas extremidades, como nos braços e nas pernas. Até agora, porém, parece que não aderiu, o que é um ótimo sinal.

— Por que é um ótimo sinal? Não estamos entendendo nada – falou Andrés.

— E o que significa brida? – perguntou Joice.

A médica suspirou profundamente.

— A brida é como um cordão feito do mesmo material fibroso do âmnio, que é a membrana que envolve o feto. Estão vendo aqui? – ela passou o dedo pelo que seria o contorno circular do saco gestacional e, em seguida, sobre o cordão. – Como vocês podem ver, uma das pontas desse cordão está aderido aqui na membrana, enquanto a outra está solta. Essa ponta que está solta pode aderir ao feto. Se isso acontecer, o bebê nascerá com a Síndrome da Brida Amniótica, popularmente chamada de SBA. Serei totalmente franca com vocês: se isso acontecer, aumenta muito a probabilidade de anormalidades congênitas. Sei como é difícil ouvir uma notícia dessas, mas é por isso que levamos mais tempo analisando as imagens. Precisávamos ter certeza de que a brida não estava aderida.

Andrés mal conseguia respirar. Pelo canto do olho viu que Joice mordia os lábios e esfregava as mãos de nervosa.

— E vai aderir? – perguntou ele.

— Não há como prever. Por enquanto a outra ponta da brida está livre, flutuando no líquido amniótico. O feto ainda é muito pequeno. À medida que for crescendo, a possibilidade de haver aderência aumenta, mas a verdadeira síndrome da brida é muito rara.

— Que tipo de anomalias podem ocorrer? – perguntou Joice, e sua voz era apenas um sussurro.

A médica deixou transparecer que aquela era uma pergunta que ela não gostaria de responder.

— Bem, depende do local a que ela aderir, mas se for a verdadeira SBA, pode ser grave.

— Grave quanto?

Ela suspirou antes de responder:

— Se aderir nas extremidades, o bebê pode nascer sem um dos membros, ou com os pés tortos, ou com a sindactilia, que é a fusão de dois ou mais dedos nas mãos ou nos pés. Se aderir em outro lugar, pode ser ainda pior.

À medida que a médica respondia às perguntas, Andrés se sentia cada vez mais perdido.

— O que devemos fazer? – perguntou ele, com um esforço sobrenatural. – Joice vai ficar bem?

— Sim, Joice ficará bem. A SBA não afeta a mãe. E não precisam se preocupar, temos que esperar. Não precisará de repouso além dos normais de uma gravidez tardia. Vou emitir uma guia recomendando que façam um ultrassom em 3D, que nos dará uma visão mais clara, mas de antemão insisto que tudo o que conseguiremos identificar é se a brida já aderiu ou não. Repito que acho que pelas imagens vistas hoje, ainda não aderiu. Doravante teremos que fazer uma série de ultrassons a cada duas ou três semanas para acompanhar, mas isso é tudo o que podemos fazer agora, rezar e torcer muito para que não aconteça o pior.

— Como isso aconteceu? Tenho me cuidado tanto, queremos muito este bebê.

— A causa não é nada do que vocês possam ter feito ou deixado de fazer. Lembrem-se sempre de que até agora a brida não aderiu. Sei que já disse isso antes, mas é muito importante que entendam e não se desesperem, a saúde mental de vocês neste momento é muito importante. Até aqui não tem nada de errado com o bebê de vocês. Está crescendo bem, o coração está forte e o cérebro está se desenvolvendo normalmente. Portanto, repito: até agora está tudo certo.

— A senhora falou que a situação pode piorar, no caso de a brida aderir a outro lugar – disse Andrés.

A doutora Cintia se acomodou na cadeira.

— Sim – admitiu ela. – Entretanto, é pouco provável que isso aconteça.

— Pode piorar como?

A médica remexeu na ficha de Joice, que estava perto da máquina de ultrassom, até para ganhar tempo e pensar em quanto deveria contar. Era um momento muito delicado e ela não queria assustá-los ainda mais.

— Se aderir ao cordão umbilical, vocês podem perder o bebê – respondeu ela, depois de um suspiro.

CAPÍTULO XXVIII

MOMENTOS DE MUITA ANGÚSTIA DO CASAL

— Nós corremos o risco de perder o bebê? – perguntou amargurada Joice.

Assim que a médica saiu da sala, Joice caiu em prantos e tudo o que Andrés pôde fazer para não a deixar ainda mais abalada foi segurar as próprias lágrimas. Estava se sentindo esgotado e se expressava de maneira quase automática, lembrando à esposa repetidas vezes que o bebê estava bem e que provavelmente nada de mal aconteceria, embora ele mesmo estivesse quase morto por dentro. Ao invés de acalmá-la, suas palavras de conforto faziam com que ela se sentisse ainda pior. Ele abraçou Joice, confortando-a, mas as mãos dela estavam geladas e trêmulas, enquanto seu peito subia e descia, acompanhando o choro compulsivo. Quando ela se afastou um pouco de Andrés, ele percebeu que a sua camisa estava banhada pelas lágrimas da esposa.

Enquanto se vestia, ela não dizia nada, inspirava e expirava pesadamente, como se tentasse segurar o choro, e este era o único som que se ouvia naquela sala, agora apertada, sufocante e completamente diferente de quando eles adentraram cheios de alegria.

Andrés não conseguia se firmar nos próprios pés. Quando viu Joice abotoar a blusa sobre a protuberância esférica da barriga, teve que se apoiar na parede para não desabar.

O medo era sufocante e esmagador, e a esterilidade da sala onde receberam aquela terrível notícia jamais sairia da sua mente. Isso não estava acontecendo. Parecia um pesadelo e logo iria acordar, mas ele estava bem acordado. Os primeiros exames não haviam mostrado nada de anormal, como pode tudo virar de ponta-cabeça de uma hora para outra? Joice não tomara nem uma taça de vinho, nem mesmo café depois que soube da gravidez. Era uma mulher forte e saudável, dormia bem. Mas algo saiu errado. Enquanto a olhava pesaroso, imaginou a brida flutuando no líquido amniótico como se fosse os tentáculos de um polvo esperando, flutuando à deriva, pronto para atacar e aleijar o seu filho, ou até mesmo matá-lo.

Ele queria que Joice se deitasse até o dia do parto, não se mexesse, para que o tentáculo não chegasse até o bebê. Ao mesmo tempo queria que ela se exercitasse, continuasse a fazer caminhadas, já que o tentáculo ainda não havia aderido e estava flutuando livre. Ele só pensava no que fazer para aumentar as chances de o bebê deles nascer saudável. Agora o ar daquela sala parecia que havia sumido e a sua mente estava paralisada. Queria sair dali e nunca mais voltar, aliás nem passar em frente, nunca mais. Naquele local haviam recebido a pior notícia da vida deles.

Por outro lado, ele queria permanecer ali e conversar mais com a médica, para ter certeza de que tinha entendido direito.

Do lado de fora do consultório, Joice sucumbiu e chorou descontroladamente outra vez e ele a apoiou com firmeza. Não se falaram durante o trajeto até em casa. Mais tarde Andrés não tinha lembranças de como tinha guiado até lá.

Ao chegar ele foi direto pesquisar na internet mais informações sobre a Síndrome da Brida Amniótica. Viu fotos de crianças sem os pés, ou cujos dedos eram unidos, ou membros atrofiados. Ele até estava preparado para tais imagens, mas não para as deformidades faciais.

Andrés desligou o computador e foi até o banheiro, jogou bastante água fria no rosto e decidiu que não contaria nada a Joice do que tinha acabado de ver.

Mais tarde, naquela noite, deitado ao lado de Joice, sem conseguir dormir, Andrés tentava pensar em qualquer outra coisa, mas a imagem do tentáculo que aguardava o momento de prender o seu filhinho em uma armadilha insistia em não sair da sua mente.

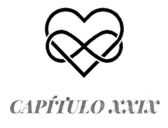

CAPÍTULO XXIX

A LUTA DO CASAL PARA SALVAR A GESTAÇÃO

Oito dias depois, eles foram ao Centro Médico de Belo Horizonte para a realização da ultrassonografia em 3D. Sem nenhum entusiasmo ao chegarem, começaram a preencher os formulários.

Na sala de espera Joice se remexia na cadeira sem parar, esfregava as mãos, colocava a bolsa no chão, recolocava no colo, repetiu isso inúmeras vezes, sem ao menos se dar conta do que estava fazendo.

Nos dias que precederam o exame, Andrés pesquisou tudo o que pôde para saber mais sobre a SBA, na esperança de que, ao compreendê-la, fosse possível não sentir tanto medo. Entretanto, quanto mais sabia, mais ficava inseguro.

À noite ele se virava na cama, sem conseguir dormir, muito nervoso, e não apenas por saber que o bebê corria perigo, mas também por perceber a possibilidade de que aquela poderia ser a última chance de Joice ter o filho que tanto desejava, devido à sua idade. Ela nem deveria ter ocorrido e, de vez em quando, nos seus momentos de absoluta tristeza, se perguntava se aquele sofrimento não seria uma vingança do universo por eles terem desobedecido às regras.

— O que descobriu na internet? – perguntou Joice na noite anterior.

— Nada além do que a médica nos contou.

Ela balançou a cabeça concordando. Ao contrário dele, ela não tinha nenhuma ilusão de que o conhecimento iria diminuir o medo que sentia.

— Evito até me mexer, com medo de estar colocando o nosso bebê em perigo.

— As coisas não funcionam assim – respondeu ele, tentando tranquilizá-la.

Após longa espera eles foram conduzidos à sala de exames e Joice levantou a blusa quando o técnico entrou.

Embora sorridente, o moço pode sentir a tensão entre os dois assim que começou a trabalhar.

O bebê apareceu na tela e a imagem já era muito mais bem definida. Já podiam ver os traços da criança: o nariz, o queixo, as pálpebras e os dedinhos, tudo perfeito.

Quando Andrés olhou para Joice, ela apertou a mão dele com muita intensidade.

A brida amniótica, o tentáculo, não havia aderido, mas ainda tinham 10 semanas pela frente.

CAPÍTULO XXX

A AGONIA DA ESPERA CONTINUA

— Detesto esta agonia. Esperar, confiar e não saber o que vai acontecer.

Ela descreveu exatamente o que Andrés vinha sentindo e se recusava a pronunciar na presença dela.

A outra ultrassonografia estava marcada para dali a duas semanas.

— Tudo vai acabar bem – disse Andrés. – Só porque a brida está lá, não quer dizer que vai aderir.

— Mas por que aconteceu comigo? Conosco?

— Não sei. Mas tudo vai ficar bem. Vamos confiar.

— Você não tem como saber e não pode me prometer isso.

"Não posso", pensou Andrés. Mas preferiu dizer:

— Você está fazendo tudo certo. Tem uma saúde de ferro, come só o que é prescrito pela nutricionista, se cuida o tempo todo. Eu digo a mim mesmo que, enquanto você continuar agindo assim, nosso filho estará salvo.

— Não é justo. Vejo histórias de mulheres que têm filhos e nem sabiam que estavam grávidas. Outras têm filhos perfeitos e os abandonam. Ou as que fumam e bebem, usam drogas e tudo dá certo. Não é justo! Agora eu nem posso curtir a parte final da gravidez. Quando acordo de manhã, mesmo que não queira, lembro que tenho dentro de mim algo que pode matar o nosso bebê. Dentro de mim! Sou eu que estou fazendo isso, o meu corpo está fazendo isso, e por mais que eu me esforce, não há nada que eu possa fazer.

— A culpa não é sua.

— Então de quem é? Do bebê? – falou Joice com impaciência. – O que eu fiz de errado?

— Você não fez nada de errado.

Pela primeira vez, Andrés percebeu que não era apenas medo que consumia Joice, mas também a culpa, e isso o fez sofrer ainda mais.

— Mas esta coisa dentro de mim...

— Ainda não fez nenhum mal ao bebê, ele está ótimo.

— Você acha que ele vai ficar bem?

— Sei que vai.

Mais uma vez, ele estava mentindo, mas não podia dizer a verdade. Algumas vezes, ele aprendera durante a vida que mentir era a atitude mais correta a se tomar para não fazer as pessoas sofrerem ainda mais.

E se a próxima ultrassonografia também mostrasse que tudo ainda estava bem? Não faria muita diferença, porque a brida amniótica ainda poderia aderir ao cordão umbilical. E se acontecesse quando ela entrasse em trabalho de parto? E se eles chegassem atrasados? Sim, eles perderiam o bebê e isso seria de partir o coração. Como Joice ficaria? Como ela reagiria? Iria se culpar? Será que iria culpá-lo, uma vez que a chance de outra gravidez era quase nula?

O tempo passou devagar na semana seguinte.

Andrés não conseguia se concentrar no trabalho e por isso passou a maior parte dos dias em casa.

Embora tenha sido criado e educado com os preceitos católicos, continuasse indo à missa com os familiares, na Páscoa e Natal, ele andava bastante cético nos últimos anos. Mas ultimamente vinha rezando todas as noites com muita fé e acreditava em um milagre para o seu filho.

No dia seguinte, quando fizeram novos exames, as preces de Andrés foram atendidas. O bebê estava crescendo, seu coraçãozinho batia com vigor e regularidade, e a brida não havia aderido.

A médica anunciara as boas-novas e, embora Andrés e Joice tivessem sentido uma onda de alívio, a preocupação voltou a tomar conta de ambos assim que eles entraram no carro e se deram conta de que teriam de retornar em 15 dias e passar por todo aquele estresse novamente.

E ainda faltavam oito semanas até o parto.

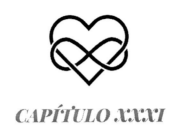

CAPÍTULO XXXI

O RETORNO PARA A CLÍNICA É CADA VEZ MAIS DOLOROSO

Era a mesma sala, a mesma máquina, o mesmo técnico, mas de alguma forma tudo parecia diferente.

Eles não estavam ali para observar o desenvolvimento do Miguel, isso passou infelizmente para segundo plano, mas para saber se ele nasceria bem, deformado ou morreria. O gel foi espalhado sobre a barriga de Joice, a sonda colocada sobre ela. Os dois começaram a ouvir os batimentos cardíacos fortes, rápidos e regulares.

Agora eles já sabiam exatamente o que procurar no monitor. Os olhos de ambos logo foram atraídos para a brida amniótica e o espaço que ainda existia entre ela e o bebê. Já saberiam se havia aderência ou não, depois de tantas ultrassonografias.

A criança estava cada vez maior, o técnico observou que o tamanho do bebê dificultava uma leitura mais apurada. Ele explicou que a médica lhe pediu que fosse em frente com os exames e que informasse a eles se tivesse tudo normal. Continuou dizendo que ele estava completamente seguro em afirmar que a brida não havia aderido, mas queria que a doutora Cintia também visse o exame, para que não restasse nenhuma dúvida.

Saiu da sala e foi buscar a médica. Andrés e Joice ficaram esperando por um tempo que parecia não ter fim. A médica finalmente apareceu, tensa e cansada, talvez tivesse passado a madrugada realizando um parto difícil. Após conversar com o técnico, analisou o exame e confirmou a conclusão do moço.

— A criança está muito bem, melhor até do que eu esperava. Mas, pelo que pude observar, a brida está um pouco mais larga. Parece que está crescendo com o bebê, mas não posso dar certeza.

— E se fizéssemos uma cesariana para adiantar o nascimento? – perguntou Andrés.

A médica balançou a cabeça, como se já esperasse aquela pergunta.

— É uma possibilidade, mas a cesariana traz riscos. É uma cirurgia grande, envolve anestesia geral e, embora a vida da criança possa ser salva, estaríamos criando problemas desnecessários à mãe. Como a brida ainda não aderiu e o bebê está ótimo, acho que uma cesariana traria muitos riscos, tanto para a mãe quanto para o bebê. Mas vou deixar essa alternativa em aberto, certo? Por enquanto vamos aguardar os próximos dias.

Andrés engoliu em seco, sem conseguir pronunciar uma palavra. Faltavam ainda quatro semanas.

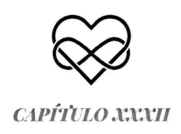

CAPÍTULO XXXII

A CUMPLICIDADE DO CASAL É CADA VEZ MAIOR

Andrés e Joice percorreram o caminho entre a clínica e o estacionamento de mãos dadas sem falar uma palavra.

Estava estampada no rosto dela a mesma preocupação que ele vinha sentindo. Ambos ouviram o técnico e a médica garantir que a criança estava bem, mas essa informação parecia irrelevante se comparada às declarações de que a brida parecia ter crescido, aliada ao fato de que a médica havia quase descartado a possibilidade de uma cesariana para antecipar o nascimento.

Joice, após entrar no carro, virou-se para Andrés, com os braços cerrados e a fisionomia tensa, e pediu:

— Vamos direto para casa.

Pousou as mãos na barriga e seu rosto ficou rubro.

— Tem certeza?

— Tenho.

Ele ia ligar a ignição quando a viu baixar a cabeça e cobrir o rosto com as mãos.

— Odeio isso! Odeio o fato de que, quando nos permitimos acreditar em um final feliz, ainda que por breves momentos, que tudo vai dar certo, acabamos descobrindo que aquele momento era apenas o prenúncio de algo pior. Estou tão cansada disso tudo.

"Também estou", Andrés teve vontade de confessar.

— Sei como se sente – disse ele, tentando acalmá-la.

Não havia mais o que dizer. Tudo o que Joice precisava naquele momento era desabafar.

— Sinto muito, me desculpe. Sei que está sendo tão difícil para mim quanto para você, e sei que tem andado tão preocupado quanto eu. Mas parece que você é tão mais capaz de lidar com tudo isso...

Apesar da tensão, ele riu.

— Nada disso. Meu estômago se encolheu na hora em que a médica entrou na sala. Estou criando aversão a médicos, clínicas e laboratórios. Aconteça o que acontecer, não gostaria de voltar tão cedo a um consultório, vou ficar um bom tempo, inclusive, sem fazer os meus exames periódicos, sei que é uma insanidade, mas não suporto mais esses locais.

— Como você pode brincar em um momento como este?

— É assim que eu lido com a pressão, fazendo promessas contra mim mesmo, que depois que tudo passa não cumpro.

— Você poderia, por exemplo, ter um ataque de raiva, sair socando o volante – disse Joice sorrindo.

— Acho que não, essa minha fase imatura já passou, aprendi que tudo acontece quando tem que acontecer, na hora em que tem que acontecer para amadurecermos como espíritos imortais.

— Mas eu tenho agido assim por nós dois, não é mesmo? Dei alguns chiliques nos últimos dias. Desculpe-me. Prometo me controlar.

— Não precisa se desculpar, Joice. Afinal você tem passado por muita coisa. A notícia não foi de todo ruim. Nosso filho está bem. É isso que importa.

— Está pronto para irmos para casa?

— Estou. E vou lhe dizer uma coisa: estou doido para tomar um chá de melissa quando chegar em casa.

— Nada disso. Você vai tomar uma taça de vinho e eu vou tomar o chá e olhar para você com inveja.

CAPÍTULO XXXIII

FINALMENTE CHEGOU O DIA DO PARTO

Passadas as quatro semanas que faltavam para completar o ciclo da gestação, que mais pareceram quatro anos, finalmente chegara o dia que a médica havia programado para o parto.

Andrés estava dormindo profundamente e sonhando naquela manhã, quando ouviu a palavra *"Ai"*.

— Acorde – disse Joice, cutucando-o outra vez.

Ainda sonolento, ele puxou o lençol e se cobriu.

— Por que você está me dando chutes? Estamos no meio da noite, quero dormir mais.

— São quase 5h da manhã, não estamos mais no meio da noite, acorde! Acho que está na hora.

— Hora de quê? – resmungou Andrés.

— De ir para a maternidade.

Assim que assimilou as palavras, ele deu um salto da cama, jogando o cobertor para longe. Esfregou os olhos e perguntou:

— Você está sentindo contrações? Quando começaram? Por que você não me avisou antes? Tem certeza?

— Acho que sim. Já havia sentido algumas vezes durante a noite, mas essas são diferentes. E mais regulares.

— Então chegou a hora?

— Não tenho certeza. Mas parece que sim.

— Está certo. Não vamos entrar em pânico. Calma!

— Não estou em pânico.

— Ótimo, porque não há motivo para isso.

— Eu sei.

Por um momento os dois se olharam com ternura.

— Preciso tomar um banho – disse Andrés finalmente.

— Um banho, logo agora?

— Isso mesmo – confirmou ele, saltando de vez da cama. – Coisa rápida e em seguida vamos embora.

Mas ele não foi nada rápido. O banho levou tanto tempo que o banheiro ficou coberto de vapor, a ponto de ele ter que limpar o espelho com uma toalha para poder fazer a barba. Escovou os dentes duas vezes de tão nervoso que estava, passou fio dental sem ter comido nada e gargarejou três vezes. Procurou um desodorante novo até encontrar, ligou o secador na potência máxima, secou os cabelos e só depois passou gel e penteou-se.

Resolveu cortar e lixar as unhas, quando ouviu a porta ser aberta.

— Caramba! O que você está fazendo? Nunca demorou tanto, parece mais uma noiva no dia do casamento que um marido que vai levar a esposa para a maternidade – Joice segurava a barriga, curvada de dor, e as contrações vinham cada vez mais fortes. – Mas o que é que você fez durante todo esse tempo?

— Estou quase pronto – reclamou Andrés.

— Você está aí dentro há mais de 40 minutos.

— Estou tanto tempo assim? Nem percebi.

— Está, sim. Vamos embora logo, homem!

Apesar da dor que sentia, ela balançou a cabeça quando viu o nervosismo dele.

— Você está cortando as unhas a uma hora dessas? Por que não fez isso ontem?

Antes que ele pudesse responder, ela se virou e saiu quase caindo e ele foi atrás.

— Não se esqueça da mala – pediu Joice.

— Vou voltar para apanhá-la.

Entraram no carro e ela teve outra contração, ele deu marcha à ré e acelerou.

— A mala, pelo amor de Deus! – berrou Joice.

Andrés pisou fundo no freio, quase batendo a traseira do carro no poste, e voltou correndo para dentro de casa. Ele achava que já tinha experiência, mas reconheceu que não estava preparado para aquele momento.

As ruas estavam quase desertas naquele horário, nuvens escuras sob o céu ainda clareando e Andrés acelerou o carro em direção ao centro da cidade.

Devido a possíveis complicações, eles resolveram fazer o parto em um hospital bem mais equipado de Belo Horizonte, e Andrés já telefonara para a médica do carro, avisando que estavam a caminho do hospital.

Depois que mais uma contração passou, Joice, pálida, acomodou-se no assento e Andrés acelerou mais ainda.

Passaram pelas ruas ainda com pouco trânsito, sem falar nada um com o outro desde a saída de casa.

Finalmente ele se atreveu a perguntar:

— Você está bem?

— Estou – respondeu ela, embora parecesse nada bem.

— Mas acho que você poderá ir mais depressa.

"Mantenha-se calmo", falou para si mesmo. Acelerou o que pôde e sentiu os pneus cantarem quando dobrou uma esquina. O dia estava clareando.

— Não tão depressa. Quero chegar viva ao hospital.

Ele se controlou um pouco, mas logo estava acelerando novamente quando ela teve uma nova contração. Elas se repetiam a cada 10 minutos mais ou menos. O que ele não sabia era se isso significava que tinham tempo suficiente ou não tinham mais muito tempo.

Quando chegaram ao centro de Belo Horizonte, o trânsito piorou e começaram os sinaleiros totalmente dessincronizados, quando um abria, o seguinte fechava. Quando pararam no terceiro, ele se virou para Joice. Ela parecia muito mais grávida do que quando tinham saído de casa.

— Você está bem?

— Pare de me perguntar isso. É claro que não estou bem. Não está vendo que as contrações estão cada vez mais fortes?

— Estamos muito perto agora.

— Ótimo, então cuide do trânsito e me deixe quieta.

Andrés olhou para o sinal fechado, imaginando por que ele demorava tanto para ficar verde em uma emergência.

Olhou para ela e lutou contra a vontade de perguntar mais uma vez como ela estava.

Finalmente Andrés parou o carro na frente da porta de emergência do hospital, avisando em voz alta para os funcionários que sua mulher estava em trabalho de parto. Logo trouxeram uma cadeira de rodas. Andrés ajudou ela a sair do carro e se acomodar na cadeira.

Depois pegou a mala do banco traseiro do carro e seguiu Joice e a funcionária para dentro do hospital.

Apesar de ser ainda muito cedo, a recepção estava cheia e havia fila para fazer internamentos.

Andrés achou que eles iriam direto para a sala de parto, devido à emergência do caso, mas Joice foi levada para o setor administrativo e ele foi direcionado para o balcão de atendimento e teve que esperar na fila.

Nenhuma das atendentes parecia ter pressa, estavam mais interessadas em tomar um cafezinho e conversar sobre como foi a noite anterior. Andrés mal podia conter a ansiedade, principalmente por ter que esperar os que estavam à sua frente passar pelo processo de preenchimento de fichas e responder aos questionamentos das atendentes. Nenhum deles parecia estar com muita pressa, a maioria iria fazer uma cirurgia bem mais tarde e previamente agendada. Um deles até perdeu tempo tentando flertar com a atendente, atrasando e irritando Andrés ainda mais.

Finalmente chegou a vez dele. Ufa! Mas antes que ele pudesse pronunciar uma palavra, a moça, que parecia nada interessada na situação da sua esposa, passou para ele uma prancheta, com formulários e uma caneta.

— Preencha as quatro primeiras páginas, assine a quinta e anexe a carteirinha do plano de saúde.

— Por que você não pediu para eu fazer isso enquanto estava aguardando na fila? Isso tudo é necessário em um momento como este? Minha esposa está em trabalho de parto, não deveríamos ir direto para o quarto e lidar com essa burocracia depois?

A enfermeira que acompanhava Joice perguntou:

— De quanto em quanto tempo ela tem as contrações?

— Cerca de cada 10 minutos.

— Há quanto tempo está em trabalho de parto?

— Não sei direito. Umas duas ou três horas?

A enfermeira olhou para Andrés, que balançou a cabeça confirmando.

— Termine de preencher as quatro primeiras páginas do formulário e assine a quinta, não se esqueça da carteirinha do plano de saúde.

Andrés pegou a prancheta e correu para sentar-se em uma cadeira, sentindo-se mais que irritado.

Papelada! Eles precisam de papelada a uma hora destas? Em uma situação de emergência? Ele achava que o mundo já estava se afogando em tanta papelada e burocracia. O hospital já não tinha montes de papel amontoados nos arquivos, não seria muito mais prático digitar os dados em um computador? Já estava a ponto de largar aquela maldita prancheta e, com mais calma, explicar a situação, pois parecia que as atendentes não tinham entendido muito bem a urgência do caso.

— Oi!

Andrés olhou na direção de onde vinha a voz de Joice. A cadeira de rodas continuava perto do balcão, do outro lado da sala.

— Você vai me esquecer aqui?

Andrés sentiu os olhares das pessoas sobre ele. Uma mulher de meia-idade olhou para ele de cara feia.

— Desculpe-me – disse Andrés, levantando-se depressa.

Ele atravessou o espaço quase correndo, tirou a cadeira do meio do caminho e, quando se sentou de volta para terminar o preenchimento da papelada, ouviu a voz de Joice.

— Não se esqueça da mala.

— Pode deixar.

Ignorando os olhares da plateia, ele voltou para pegar a mala e em seguida se sentou ao lado de Joice, perguntando:

— Você está bem?

— Vou lhe dar um soco bem no meio das fuças se você me fizer essa pergunta mais uma vez. Estou avisando!

— Ah, sim. Desculpe-me.

— Concentre-se e termine essa papelada logo, OK? Nem parece que já foi pai duas vezes antes.

Andrés concordou e voltou a cuidar dos malditos formulários, mais uma vez achando que estavam perdendo tempo. Eles deveriam ter levado Joice para um quarto antes. Os formulários poderiam ser preenchidos mais tarde.

Alguns minutos depois, finalmente com toda a papelada pronta, ele se dirigiu ao balcão. Mas outra pessoa chegou antes dele, o que o forçou a esperar mais um tempo. Quando finalmente chegou a vez dele, ele estava exausto e extremamente irritado, entregou a prancheta sem dar um pio.

Sem a mínima pressa, a atendente examinou cada página como se fosse o contrato da vida dela, fez cópias e, em seguida, tirou duas pulseiras de identificação da gaveta, anotou o nome de Joice e um número, depois o dele na mesma velocidade. Lentamente. Bem devagarinho. Andrés batia o pé no chão enquanto esperava. Ele iria fazer uma reclamação por escrito. Aquela situação era por demais absurda.

— Tudo certo – disse a atendente, finalmente. – Agora vocês dois esperem sentados, que logo a enfermeira virá buscá-los.

— Vamos ter que esperar mais ainda?! – foi a reação espantada de Andrés, mais uma exclamação que uma pergunta.

— A atendente o olhou por cima dos óculos.

— Deixe-me adivinhar. Primeiro filho?

— No caso de Joice, sim. Mas eu já tive duas filhas anteriormente, faz tanto tempo que nem mais lembrava de como era. Esta gravidez é totalmente diferente.

— Sente-se. Acalme-se. Como eu disse, nós chamaremos. E não se esqueçam de colocar as pulseiras.

Cerca de três anos depois, ele ouviu chamarem o nome de Joice.

Exagero! Não levou tanto tempo assim, mas parecia que tinha demorado uma eternidade. Outra contração já havia começado e Joice apertava os lábios com força e segurava a barriga com as mãos.

— Joice Flores Litwin?

Andrés se levantou como se as suas calças estivessem cheias de formigas e pulou para trás da cadeira de rodas. Saiu quase correndo empurrando a cadeira e em um segundo estavam ultrapassando a porta vaivém.

— Sim, esta é Joice Flores Litwin, minha esposa – disse ele esbaforido. Vamos para o quarto, certo?

— Certo! – respondeu a moça, sem se importar com o tom de voz de Andrés. – Por aqui. Vamos para a ala da maternidade. Fica no sexto andar. Você está bem, querida?

— Estou bem, acabei de ter mais uma contração. Elas continuam com intervalos de 10 minutos.

— Acho que devemos ir, não podemos perder mais tempo – disse Andrés. Joice e a enfermeira se viraram em sua direção.

É claro que o tom de voz de Andrés tinha sido bastante sarcástico, mas aquele não era o melhor momento para jogar conversa fora.

— Aquela ali é a sua mala? – perguntou a enfermeira.

— Já vou pegá-la – respondeu Andrés, mentalmente dando um puxão de orelha em si mesmo.

— Nós esperaremos – retrucou a enfermeira.

Andrés até pensou em dizer. *"Poxa, muito obrigado!"* da maneira mais sarcástica possível, mas achou melhor morder a língua e ficar calado, já tinha dado muita bola fora em um só dia. Não sabia se haveria outra enfermeira para dar assistência durante o parto e a última coisa que queria era encrenca com aquela ali.

Ele voltou correndo, pegou a mala, e eles foram caminhando por um labirinto de corredores até chegarem ao elevador. Subiram até o sexto andar e depois seguiram por um corredor até entrarem no quarto.

— Ufa, até que enfim!

Joice desceu da cadeira de rodas, vestiu uma camisola do hospital, depois subiu na cama com todo o cuidado.

Nos 30 minutos seguintes, as enfermeiras entravam e saíam do quarto sem parar, tomavam o pulso de Joice, aferiam a pressão, mediam a dilatação e faziam sempre as mesmas perguntas sobre quanto tempo já durava o trabalho de parto, quanto tempo entre uma contração e outra, quando foi a última vez que ela se alimentara, se havia tido algum problema durante a gravidez...

Andrés não aguentava mais aquela repetição de informações. No final, conectaram Joice a um monitor e ela e Andrés ficaram olhando o ritmo acelerado das batidas do coração do bebê.

— É sempre rápido assim mesmo? – perguntou Andrés.

— Está no tempo certo – afirmou a enfermeira. Em seguida, virou-se para Joice, pendurou o gráfico na beira da cama e disse: – Meu nome é Alice e serei a responsável por cuidar de você durante esta manhã. Como as suas contrações ainda não estão muito próximas, você vai ficar no quarto por mais um tempo. Não há como prever quanto tempo o trabalho de parto irá durar. Mas você não precisa ficar deitada. Algumas mulheres preferem caminhar, outras preferem sentar-se, e há as que acham que andar de quatro alivia. Você ainda não está pronta para a anestesia peridural, portanto, faça o que achar melhor para ficar mais confortável possível.

— Tudo bem – respondeu Joice.

— E o senhor... – continuou ela, virando-se para Andrés.

— Andrés – respondeu ele. – Meu nome é Andrés Litwin. E esta é Joice, minha mulher. Ela está em trabalho de parto. Vamos ter um filho.

A enfermeira achou aquela resposta engraçada, mas já tinha visto de tudo nos últimos anos, então sorriu e disse:

— Ah! Eu já havia percebido. Mas o seu papel por enquanto é apoiá-la e ficar calmo. No final do corredor há uma máquina de fazer gelo: sinta-se à vontade para trazer para ela tantas pedras quantas forem necessárias. Há também algumas toalhinhas perto da pia, que pode usar para secar a testa dela. Se ela resolver caminhar, apenas fique ao lado dela e lhe dê apoio.

— Eu posso fazer isso – disse ele.

— Se precisar de ajuda, aperte este botão e alguém virá tão logo seja possível.

A enfermeira se encaminhou para sair.

— Espere... você vai embora e deixar a gente aqui sozinho?

— Tenho que atender outra paciente que acabou de chegar. E não há nada mais que eu possa fazer neste momento a não ser chamar o anestesista. Estarei de volta daqui a pouco para ver se tudo está indo bem.

— E o que devemos fazer enquanto isso?

A enfermeira pensou e respondeu.

— Acho que podem assistir à televisão, se quiserem, ajuda a relaxar. O controle remoto está aí na cabeceira da cama.

— Minha mulher vai dar à luz. Não acho que esteja disposta a ver televisão.

— Então não vejam. Mas, como eu disse, vocês podem ter que ficar aqui por um bom tempo. Uma vez uma mulher ficou em trabalho de parto por 30 horas.

Andrés quase desmaiou, assim como Joice. *"Trinta horas? Você está de brincadeira!"*.

Eles ligaram a televisão uma hora depois.

Parecia errado, mas eles não conseguiram pensar em mais nada para passar o tempo entre uma contração e outra. Andrés teve a sensação de que o bebê não tinha pressa para vir ao mundo. Ainda nem nascera e já era mestre na arte de se atrasar na hora mais imprópria possível, e ele não tolerava pessoas que não cumpriam horários.

Joice estava bem. Ele sabia disso não só porque havia perguntado pela milésima vez, mas também porque, em seguida, ela lhe dera um soco no braço.

As contrações começaram finalmente a vir mais depressa. Primeiro a cada sete minutos, depois seis, cinco. Depois de uma hora elas se estabilizaram em cinco minutos. Alice e Mari, a outra enfermeira, alternavam as visitas ao quarto.

— Você está com medo? – perguntou ela, enfim.

Ele viu a preocupação no rosto de Joice e não ficou surpreso, visto que a hora do nascimento aproximava-se finalmente.

— Não. Não estou. Não faz nem duas semanas que fizemos a último ultrassom, e ele estava bem naquele dia. Acho que se a brida fosse aderir, já teria acontecido até então. E mesmo que tivesse aderido, a médica disse que a gestação já estava adiantada o bastante e que os problemas seriam leves.

— Mas se aderir ao cordão umbilical no último momento? E se cortar o suprimento de sangue?

— Não vai acontecer – garantiu Andrés. – Tenho certeza de que tudo vai dar certo. Se a médica estivesse preocupada, você estaria ligada a muitas outras máquinas e conversando com outros especialistas.

Ela concordou, torcendo para que ele estivesse certo, mas não ficaria convencida enquanto não tivesse absoluta certeza, enquanto não segurasse o filho nos braços e visse por si mesma.

Ela pegou a mão do marido e beijou os dedos dele.

— Eu amo você, sabia disso?

— Sim, eu sempre soube.

— E você não me ama também?

— Meu amor, é maior que a quantidade de peixes do Pantanal e vai mais longe que a distância daqui até o Sol.

Ele deu de ombros quando ela o olhou com curiosidade.

— De onde tirou essas frases?

— Era o que a minha mãe costumava me dizer quando eu era criança.

Ela beijou os dedos dele outra vez.

— Você vai dizer isso para o Miguel também?

— Todos os dias.

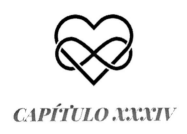

CAPÍTULO XXXIV

AS TRAPALHADAS DE UM PAI ANSIOSO

Quando o tempo entre uma contração e outra passou a ser de quatro minutos, a dilatação foi medida novamente – o que não era exatamente a visão mais linda do mundo, considerou Andrés.

Logo depois Mari se levantou com um olhar de quem sabia o que estava fazendo.

— Acho que está na hora de chamar o anestesista – disse. – Você já está com seis centímetros de dilatação.

Andrés pensou em como ela poderia ter calculado aquilo com tamanha exatidão, mas achou que não fosse o melhor momento para questionar.

— As contrações estão mais intensas?

Quando Joice confirmou, ela se dirigiu ao monitor.

— Até agora, o bebê está fazendo a parte dele. Mas não se preocupe: quando tomar a anestesia, você não sentirá mais dor.

— Ótimo – disse Joice.

— Você ainda pode mudar de ideia se quiser fazer tudo de modo natural – sugeriu Mari.

— Não, obrigada. Quanto tempo mais você acha que vá demorar?

— É difícil precisar, mas, se você se mantiver nesse ritmo, talvez na próxima hora.

O coração de Andrés quase explodiu no peito. E embora pudesse ter sido apenas na sua cabeça, ele achou que o coração do bebê fez o mesmo. Tentou se controlar.

Minutos depois o anestesista apareceu e Mari pediu a Andrés que saísse do quarto.

Sob o efeito da anestesia peridural, Joice não sentia dor e precisava olhar para o monitor para ter certeza de que estava tendo uma nova contração. Quinze minutos depois, o colo do útero estava com oito centímetros de dilatação. Quando chegasse a 10, a festa iria começar. Os batimentos cardíacos do bebê estavam perfeitamente normais.

— Estou me sentindo bem – disse Joice quase travando a língua na última palavra.

— Parece que tomou uns vinhos.

— Também sinto isso. É uma sensação sem dúvida bem melhor que a anterior. Gostei dessa anestesia. Por que alguém desejaria fazer isso naturalmente? Dói demais.

As enfermeiras começaram a fazer uma série de preparativos na sala de parto. A médica apareceu e repetiu o que as enfermeiras vinham fazendo, verificou mais uma vez o colo do útero de Joice. Em seguida explicou para ela o que iria acontecer. Disse que iria pedir para ela empurrar quando a contração começasse e que poderiam ser necessários dois ou três empurrões até expelir o bebê. Explicou que durante os intervalos ela deveria economizar as forças. Joice e Andrés prestaram atenção a cada palavra dita pela médica.

— Ainda há a questão da brida amniótica – continuou ela. – Os batimentos cardíacos têm estado bons e regulares, não espero que nada de anormal aconteça com o bebê. Não acho que haja aderência ao cordão umbilical nem parece que a criança esteja sofrendo. Entretanto, existe a possibilidade de que a brida se enrole no cordão umbilical no último momento. Nesse caso, não há mais nada que possamos fazer a não ser tirar a criança o mais rápido possível, coisa para a qual já estou preparada. Teremos uma pediatra na sala e ela vai examinar o menino assim que nascer para verificar se há problemas relacionados com a SBA, mas repito: acho que tivemos muita sorte.

Joice e Andrés estavam extremamente nervosos e balançaram a cabeça.

— Você vai se sair muito bem. Faça tudo o que eu pedir e, em poucos minutos, vocês serão pais. OK?

Joice suspirou profundamente.

— OK – concordou, pegando na mão de Andrés.

— Onde eu fico? – perguntou ele.

— Pode ficar aí mesmo onde você está, mas não vá desmaiar e nos dar problemas. Tem certeza de que quer assistir ao parto?

— Sim, acho que estou preparado!

Uma bandeja com todos os instrumentos esterilizados foi levada até a mesa de cirurgia. A doutora Cintia estava totalmente à vontade e conversava despreocupadamente com a enfermeira Mari.

Nesse mesmo instante, mais uma contração teve início. Joice fez uma careta, por causa do esforço, a médica mais uma vez verificou as batidas do coração do bebê. Joice empurrou com toda a força que ainda lhe restava, apertando a mão de Andrés.

— Ótimo, muito bom – disse a médica, ajeitando-se no banquinho. – Agora relaxe por um minuto. Respire normalmente e em seguida vamos repetir tudo de novo. Empurre um pouco mais forte se puder.

Joice parecia bem e voltou a empurrar.

— Ótimo. Continue assim.

Andrés ignorou a dor que sentia na mão em que ela segurava. A contração acabou.

— Relaxe outra vez. Você está indo muito bem.

Com a próxima contração, todo o processo foi repetido. Ela estava com os olhos e os dentes apertados e o rosto muito vermelho, devido a tamanho esforço que vinha fazendo. As enfermeiras e a pediatra estavam de prontidão.

— Ótimo, ótimo – disse a médica. – Só mais um empurrão e pronto...

Em seguida tudo ficou nublado e ele não sabia explicar o que aconteceu quando estava sendo atendido pelas enfermeiras sentado em uma cadeira próximo à porta da sala. Mais tarde ele percebeu que só era capaz de se lembrar de algumas partes e isso deixava-o culpado por ter feito um papelão, aliás, mais um naquele dia.

Coberto de líquido amniótico e ainda preso ao cordão umbilical, Miguel era uma massa escorregadia, cinzenta, marrom, vermelha e, à primeira vista, parecia engasgado. Rapidamente, a pediatra enfiou um tubo de sucção na boca dele e limpou a garganta, somente então

Miguel começou a chorar. Foram segundos angustiantes para todos naquela sala. A pediatra examinou-o. De onde se encontrava, Andrés não podia dizer se tudo corria bem. O mundo dele ainda continuava girando. Ele ouviu Joice suspirar de felicidade. Mas foi um som distante.

— Não vejo sinal de que a brida tenha aderido – disse a pediatra. – Ele possui todos os dedos e é um menino lindo. Está com uma cor saudável e respira bem. Nota oito no teste de Apgar.

Miguel continuou a chorar e Andrés, enfim, voltou ao estado normal, mas muito envergonhado. Tudo se movia tão depressa que ele ainda não conseguia entender muito bem o que tinha acontecido.

Joice, exausta, deu uma cochilada, mas logo colocaram Miguel em seu ventre, já lavado e vestido com as roupas que ela tão amorosamente havia escolhido. Abriu um sorriso do tamanho do mundo e chorou de alegria. Depois de tantos meses de tensão e desespero, tudo havia acabado bem.

Andrés já refeito do desmaio, não saía de perto dos dois amores da vida dele. Novamente estava inspirado e tão romântico ao ponto de fazer mais uma poesia para a amada.

Olhos que falam

És um anjo moreno,
Com uma aura encantada,
Na minha família,
Fez sua nova morada.
Um olhar misterioso,
Um sorriso contido,
Sonhou, descobriu e viveu,
Um amor bem vivido.
Teu corpo perfeito,
Mui olhares atrai,
Com belos contornos,
Me faz delirar.
Olhando do alto,
O mundo aos seus pés,
Mulher destemida,
Demonstra que és.
Do teu ventre materno,
Belo fruto brotou,
Com amor desmedido,
Outra estrela gerou.
O destino quem quis

Nos reencontrar afinal,
Num aperto de mão,
O encontro fatal.
A cada dia que passa,
Meu amor só aumenta,
Se demoro em ver-te,
Coração não aguenta.
Vim ao mundo somente
Para ser teu aprendiz,
Mas a minha alegria,
É fazer-te FELIZ.

Três dias depois, receberam alta e voltaram para casa felizes, levando o menino mais lindo de Minas Gerais, segundo a opinião deles, é claro.

FIM

REFERÊNCIAS

PASSOS DA ROCHA, F.; ANDRÉS PIRES J.; JOSÉ FAGUNDES, D.; SAULO DA CUNHA, R. Síndrome de bridas amnióticas. Relato de un caso de tratamiento quirúrgico y revisión de la literatura. *Cir. plást. iberolatinoam.*, v. 39, n. 2, p. 181-186, abr./maio/jun. 2013. Disponível em: https://scielo.isciii.es/pdf/cpil/v39n2/pt_original11.pdf. Acesso em: 14 dez. 2023.

SPARKS, Nicolas. *Amor à primeira vista.* São Paulo: Editora Arqueiro, 2016.

Conheça outros títulos do autor

Vou viver cada dia como se fosse o último

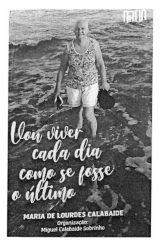

Você está diante do diário de Maria, uma mulher forte, de inabalável fé, que ao saber tardiamente de um tumor maligno, recusa-se a desistir e decide, ao lado do marido, viver cada dia como se fosse o último. Assim, faz do tempo seu aliado e aproveita cada momento ao lado da família e dos amigos.

O relato de seus dias durante os últimos seis anos de vida apresenta a apreensão a cada consulta médica, a esperança a cada exame, as viagens, os momentos felizes ao lado de quem ama e a felicidade de ver nascer os netos Laura e Mateus, tudo contado com a aura da esperança e da gratidão.

Uma aula sobre como ser feliz diante do imponderável da vida.

Vou recomeçar todos os dias como se fosse o primeiro

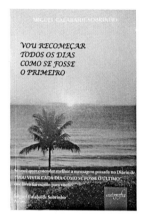

Esta é uma história real de duas pessoas que se amavam muito e formavam uma grande parceria.

Quis o destino que uma delas partisse antes para o plano espiritual, vítima de uma enfermidade grave.

A princípio parece que tudo desmoronou, mas a fé e a crença em uma vida após a morte, aliada à inabalável vontade de viver de quem ficou, fazem da narrativa uma receita de como enfrentar a solidão, assimilar o golpe e tocar a vida em frente com muita fé e esperança em dias melhores.

"Éramos duas metades que se formaram num inteiro, que se tornou único, sobreposto, entrelaçado, engrenado, soldado, trançado. Nunca soube onde eu começava e ela terminava.

Agora eu sei, através da falta que ela me faz".

O menino que sonhava escrever livros

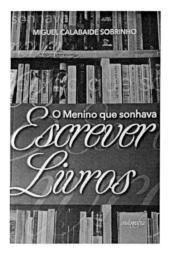

Mike é um menino que nasceu numa família de 12 irmãos, sendo ele o mais velho dos que sobreviveram. Seus pais tiveram muitas dificuldades financeiras para criar essa grande prole, mas nunca lhes faltou o pão de cada dia, nem o amor incondicional do casal.

Trabalhou desde os cinco anos de idade, mas nunca se conformou com aquela vida difícil, apesar de muitos acreditarem que somos frutos do meio onde crescemos.

Com este livro, um sonho de infância do autor, ele quer levar aos jovens a mensagem de que todos temos condições de chegarmos aonde quisermos. Só depende de nós mesmos.

"Ninguém pode definir o nosso limite, a não ser nós mesmos".

Arte Literária: um olhar sobre a obra de Juarez Machado

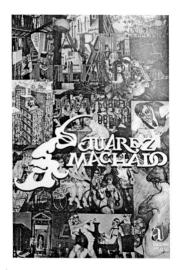

Este é um livro que une artes e emoções. Partiu de uma Vivência Literária que abarcou diferentes universos – cores e imagens do maravilhoso e instigante trabalho de Juarez Machado, exposto em espaço privilegiado; prosa e poesia, pena de artistas das letras. O olhar sensível de escritores que, no mesmo espaço, usaram seu dom para expressarem a confluência da palavra com a imagem. Um mar de emoções, do início ao fim.

No tributo a Juarez Machado, a Arte é coroada. O resultado, esta antologia: êxtase para os olhos, da face e do coração.